本質の感染症

La esencia de la infección

岩田健太郎 著
神戸大学大学院医学研究科
微生物感染症学講座 感染治療学教授

中外医学社

はじめに

【本質】

［名］

① その物のもっている本来の，独自の性質．本性．

② 哲学で，一時的偶然的に事物に付着するような偶性に対して，当の事物そのものの基本的性質．そのものが何であるかという問いに対する定義によって表わされる内容．論理学では，定義を構成する類，種などの普遍を一般的にさす．

『精選版 日本国語大辞典』（小学館）より

「そこは問題の本質ではないでしょ」という場面に遭遇することがあまりに多い．とてもムカつく．

「クリプトコッカス髄膜炎の治療法は……」
「クリプトコッカスじゃなくて，クリプトコックスでしょ」
「軟部組織感染治療の第一選択薬はセファレキシンで……」
「そんなに薬価の低い薬で治療したら薬局がかわいそうだ……」
「クルーズ船のゾーニングは完全に失敗で，患者のすぐ横を検疫所の職員が背広で歩いている」
「患者ではなく，感染者です……」

全部，実話だ．

日本では本質的な議論がなされないことが多い．若者や女性は「わきまえなければ」ならない．誰かのメンツや意向を忖度しなければならない．オリンピックは何が何でも開催せねばならない(時事ネタはダメだって……)．要するに場の雰囲気や場の空気を乱さないように，「丸く収める」ことのみが目的化し，事の本質はほったらかしのまんま，ということがあまりに多いのだ．だから，あれやこれやの問題も「本質」はアンタッチャブルなままで放置される．問題が問題と認識されているのに，いつまでたっても改善されないことがあまりに多いのも，そのためだ．

それでは，だめなのだ．と申し上げたい．

パンデミックを例にあげるまでもなく，日本は世界とつながっている．日本が日本のやり方ですべてを押し通せる時代ではない．「ここは日本だ，これが日本のやり方だ」で「そうですか」と納得していただける時代でもなく，納得されなくてもいいわい，と強がる時代でもない．

もちろん，日本独自のやり方を取るのは構わない．が，そこには外的説明責任，アカウンタビリティが必要になる．うちは独自のやり方でやってまっせ．それはこういう理由のためです．と外に説明して，それが理解されるものでなければならない．「日本では，家に入るときに靴を脱ぎます，なぜならば……」という説明は「日本独自のやり方」として納得理解してもらえるだろう．「日本では医学部に入学するのは男子が優先で，女子は不合格にさせがちです，なぜならば」は到底，納得も理解もしてもらえまい．

そのとおり　だからよけいに　腹が立ち

という川柳がある．忖度抜きの本質の議論で，ムカつく人が一定数いるのは覚悟している．どうぞムカついてください．が，願わくば「それは論理的に間違っている」，「それは理屈にかなっていない」と本質的な反論をしていただけるほうがありがたい．間違っていれば，直す．悪かったら，謝る．当然だ．ムカついたから，追い出す，よりもよほどマシだ．

というわけで，本文です．硬い文章ばかりだと疲れるので，しよーもない漫画をはさみました．素人がくだらないこと描いてるだけなので，ただただ脱力だけしてくださいませ．

2021 年 4 月

岩田健太郎

目　次

本書は，中外医学社発行「J-IDEO」Vol.1 No.1（2017年3月号）～Vol.4 No.3（2020年5月号）に連載された「本質の感染症」を書籍化したものである．なお書籍化にあたって，「BONUS TRACK」と「対談」を加え，一部修正を行った．

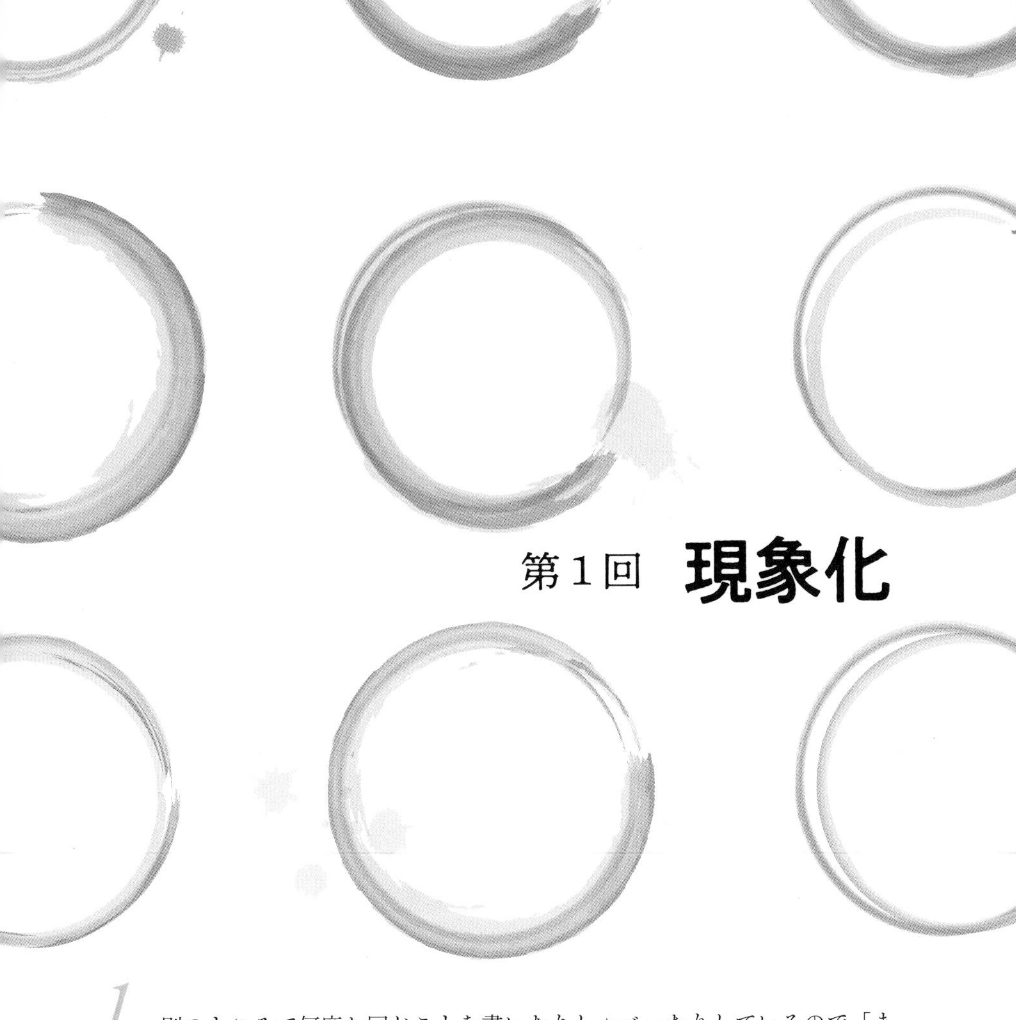

第１回　現象化

1　別のところで何度か同じことを書いたりしゃべったりしているので「またか」と思われるかもしれないが，「現象化」の話である．

もちろん昔から感染症は存在していた．が，昔のそれはすべて「現象」であった．「微生物」の概念はない．

インフルエンザは influentia というイタリア語を語源とする．昔は天体の動きの影響がインフルエンザの発生と流行の原因と考えられたのだ．往時の学問のツートップは錬金術と（占星術を含む）天文学だったのだ．マラリアの語源もイタリア語であり，mala aria，「悪い空気」という意味だ．昔は空気が悪くなるとマラリアになると信じられていた．そういう「間違った原因」を想定し，感染症は現象として，そして現象としてのみ観察されてきた．

「昔の人はバカだねえ」と嗤うことはできない．東日本大震災のとき，津波のために大量の遺体を長い間埋葬できない状況が生じた．感染症のプロですら，放置された遺体が腐敗して「疫病」が流行したらどうしよう，と懸念していたのだ．腐敗した肉体は異臭を発するが，異臭はメタンやアンモニアなどの化学物質であり，当然感染症の原因にはならない．遺体処理を誤るとB型肝炎などの血液感染リスクは生じるが，俗な意味での「遺体から疫病流行」は起こらない．21世紀の現代人でも印象操作には弱いものだ．

読んでない方には全く意味不明な文章になるが，『進撃の巨人』のトロスト区奪回作戦でマルコ・ボットが死んだとき，ジャンは「疫病が流行る」からという理由で長くその場に留まることができなかった．感染症学的にはあれは間違った説明で，マルコから感染症は伝染らないのである．まあ，巨人の唾液に未知の飛行可能な病原体がいたのかもしれないけれど．

2 漢方診療の古典，『傷寒論』が書かれたのは何千年も前の話だ．「傷寒」が何かについては諸説あるが，ほとんどが感染症を指していたことは間違いなかろう．「ほとんどが」と書いたのは，当時は病原体の存在が知られておらず，純粋に現象だけで診断と疾患分類を行っていたからだ．漢方の世界では疾患の諸現象を「証」と呼ぶ．同じ腸チフスでも，実証の患者もいれば虚証の患者もいる．同じ証でも原因が腸チフスのこともあれば，成人スティル病のこともあっただろう．つまり，「傷寒」はきわめて現象的概念なのである．

これは，東洋医学が退歩的で，西洋医学よりも原始的だという意味ではもちろんない．なるほど，西洋の医学は東洋のそれよりより病因論的，解剖学的だったかもしれないが，ヒポクラテスの四体液質（粘液・血液・黄胆汁・黒胆汁）とか，ガレノスが普及させた瀉血などが進歩的だとはとても思えない．西洋医学の科学性が突出するのはずっと後のことである．

それに，現在においても証による病態分類は必ずしも間違いではない．分類とは総じて恣意的なものであり，構造主義的にはどのような分類も正しいとか間違っているわけではないからだ．要するに，役に立つ分類法なら何だって正しいのである．

何が言いたいかというと，西洋でも東洋でも，感染症は現象であった．そこには発熱があり，発汗があり（あるいは発汗がなく），皮疹があり，関節の腫脹があり，咳嗽や下痢があった．医療は現象を観察し，分類し，現象そのものに

JCOPY 498-02138

対する治療を行っていたのである.

3 17世紀から18世紀に活動したオランダのレーウェンフックが感染症世界に初めて新しい光を与えた. レーウェンフック自身は感染症を研究したわけではないが, そのきっかけを与えた. すなわち, 光学顕微鏡の改良によって微生物を初めて可視化したのである. もっとも, 当時の学術界はレーウェンフックのスケッチしたミクロの世界を容易に信じなかったそうだが. 科学者には現状世界を打破するブレイクスルーが期待されているのだが, 多くの科学者は現状世界のパラダイムに閉じこもってしまい, 案外, 保守的だ. 後に話題にする(かもしれない) ゼンメルワイスも, 現状世界の重力に縛られてしまったアースノイドたちに理解してもらえなかった. やはり感染症世界の住人たちは宇宙(そら)に上がらないとだめだ. なにしろコロニーを扱うのだし.

レーウェンフックが可視化したため, 微生物の存在は揺るぎのないものになった. この微生物こそが感染症の原因であると初めて看破したのが19世紀から20世紀に活躍した巨人, ロベルト・コッホである. 彼は人獣共通感染症である炭疽の原因が炭疽菌 *Bacillus anthracis* であることを実験的に示したのだ. なんとかという病気の原因がかんとかという微生物だった, という看破の連打は現在でも行われているが, その嚆矢がコッホだったのである.

コッホもすごいが, その弟子たちの業績も見逃せない. まずはベーリングと北里柴三郎だ. この2人は抗毒素を開発し, 破傷風やジフテリアといった, 毒素性の感染症治療に成功した.

西洋の瀉血にしても東洋の漢方薬にしても, それまでの医療は基本, 現象的だったのである. 現象に対して現象的に治療していたのだ. しかし, ベーリングと北里は破傷風やジフテリアの毒素そのものをピンポイントで攻撃する方法に出る. 病因をやっつければ, 病気は治るという根治的な発想だ. あるいは,「現象はどうでもよいのだ」という発想と言ってもよい.

パウル・エールリッヒはこのような治療法を「側鎖説」から応用している. 側鎖説はもともと免疫機構を説明する概念だが, 要するに「鍵と鍵穴」の概念だ. エールリッヒは側鎖説を応用し, 病原微生物にピンポイントで結合し, 病原微生物を殺し, よって感染症を治療するという戦略を立て, これを「化学療法 die Chemotherapie」と呼んだ. 現在では化学療法といえばがんの薬物療法を意味するが, 化学療法の嚆矢は感染症治療にあったのだ.

エールリッヒは日本の秦佐八郎とともに世界初の抗生物質,「サルバルサン」を開発する.この経緯は『サルバルサン戦記』(光文社新書,2015年)で詳しく書いた.

なお,サルバルサンは抗菌薬 antimicrobials であり抗生物質 antibiotics ではない,というご意見を時々聞くが,ぼくは(構造主義的に)両者の区別を「意味がない」と思っているのでそこは気にしない.Goodman & Gilman のような薬理学書も新しい版(手元にあるのは12版)では両者の区別を説明すらしていない.ま,コトバは通じればいいんですよ.このへんは池田清彦の構造主義科学論やウィトゲンシュタインの言語ゲームを通じて理解できるが,話が脇へそれすぎるので,ここでは割愛する.

4 ベーリング,北里,エールリッヒ,秦らの活躍は感染症学に飛躍的な進歩をもたらした.これまでは罹患すれば治るか治らないかは半ば運次第だった感染症を計画的に,理論的に,原因的に治癒に導くことが可能になったからだ.もっとも,サルバルサンの治療効果はさほど芳しくなく,毒性は強く(なにしろヒ素が入っているので),臨床的にはイマイチな産物だった.秦佐八郎自身が,サルバルサンは不完全な医薬品であると不満を漏らしている.抗生物質が真に「魔弾 magic bullet」として劇的な効果を発揮するのは,アレクサンダー・フレミングの発見したペニシリンが普及した後のことである.

ペニシリン以降,感染症の予後は劇的に改善した.確かに薬剤耐性菌やペニシリンショックに代表される副作用は問題だったが,そのようなドローバックを考慮しても有り余る絶大なる利益を人類に(あるいは他の動物にも)もたらした.抗生物質のない時代に逆戻りするとか,抗生物質なしで診療するなどという乱暴な意見に与する医療者はあるまい.「がんと戦うな」と宣言する近藤誠も,医療不要論を主張する内海聡ですら,抗生物質の価値は否定しない.世に反ワクチン論者は多いが,反抗生剤論者は稀有な存在だ.むしろ感染症屋が一番抗生物質のもつダークサイドに意識的なくらいだ.

現存する抗菌化学療法もすべてサルバルサンやペニシリンの目指した治療戦略と根本的には変わらない.病気の現象=コトではなく,病気の原因物質=モノをたたき,そのことで現象そのものを治してやろうという発想だ.この発想はがんの化学療法にも受け継がれる.HIV/エイズの antiretroviral therapy (ART)も,C型肝炎をスペシフィックにターゲットにする諸々の(ぼくには覚えきれない）治療薬も，あるいはモダンな分子標的薬なども皆同じフィロソフィーで作られている．

5 抗生物質時代が日本医療にもたらした影響は大きい．その影響の多くはもちろん功績である．が，すでに述べたようにダークサイドもある．

ひとつは抗生物質がもたらす副作用と耐性菌だ．それは理解しやすい誰もが口にするダークサイドである．

別のダークサイドもあり，こちらはよりややこしい，より厄介な問題である．すなわち，「現象＝コトと物質＝モノ」の取り違えである．

肺炎球菌感染症という現象を医者はだんだん観察しなくなった．結局のところ，肺炎球菌を殺す抗生物質で治療するのだ．患者の肺からクラックルを聴取したって，しなくたって，使うのは抗生物質に決まっている．要は患者が治ればよいのだ．

「要は患者が治ればよいのだ」．ぼくはこの意見に全面的に賛成する．ぼくはゴリッゴリのアウトカム至上主義者であり，目指すアウトカムが得られるのであればその手段はなんだってよいと極言する臨床屋だからだ．

だが，本当に現象無視はアウトカムを得ているのか？

6 抗生物質に代表される原因をピンポイントで叩く治療が普及し，医者は患者に起きている現象そのものにはどんどん無関心になっていった．そういう現象に関心を持ち続けたのは病歴聴取とかフィジカルにやたらとこだわる臨床オタクだけになった．CRP（C 反応性蛋白）というデジタルな指標ができて，医者はますます患者の現象に無関心になる．患者のベッドサイドで丁寧に話を聞き，診察をしなくても CRP さえ観察していれば使っている抗生物質が効いているのか効いていないのかは判定できるからだ．少なくとも多くの医者はそう信じていた．そう信じている．検査値の定量化は患者のモノ化でもあった．

7 コッホは「一病原体・一疾患説」を唱えたという．結核を起こすのは結核菌だけ．マラリアを起こすのはマラリア原虫だけ，というわけだ．コッホの素朴な信憑は，微生物学黎明期においては妥当性が高く，たいていは正しかった．

だから，結核という現象＝コトと結核菌という微生物＝モノはしばしば混同された．結核対策を結核菌対策とうっかり言い間違えたとしても会話は見事に成立したのである．それが１対１関係というものだ．猫というコトバに対して「ほにゃんにゃ」という別のコトバが置換されるコード表があり，それが１対１対応になっていれば，われわれは「角のうちの『ほにゃんにゃ』がねえ」という会話を苦もなく継続できるのだ．

結核対策と結核菌対策は互いにインターチェンジャブルな1対1対応にある．だから，結核対応の専門家は結核菌の専門家と同義であった．感染症治療が微生物学者の仕事であると錯覚されたのはこのためである．コトのモノ化がそう勘違いさせたのであった．

8 もちろん，１対１対応が完璧に成立しているのであれば，そのような勘違いは問題にならない．「ほにゃんにゃ」でもよいのだ．

問題は，現象と微生物は１対１対応にはなっていないってことだ．そこにはシニフィアンとシニフィエのような構造主義的整合性は存在しない．

例えば，急性腸炎がそうである．急性腸炎に呼応するモノ＝微生物は単一ではない．たくさんの微生物が急性腸炎の原因となる．非感染症すら急性腸炎を起こす．多くの医者は「急性腸炎＝キノロン」だと思っている．あるいはホスミシンだと思っている．１対１対応的な発想を常に感染症にアプライするからだ．

そうやって，例えばカンピロバクター腸炎を見逃してキノロンで治療失敗する．ノロウイルス感染アウトブレイクを見逃す．キノロンが *Clostridium difficile* 腸炎を誘発して話をややこしくしてしまう．

一現象を説明する微生物は多様である．21 世紀は多様性の時代なのだ．

逆もまた真なりで，ひとつの微生物が起こす感染症ももはや単一ではない．最も象徴的なのはMRSAを含む黄色ブドウ球菌だ．皮膚軟部組織感染(SSTI)，肺炎，化膿性関節炎，骨髄炎など多様な感染を起こすこの菌はまた毒素を原因とする非炎症性疾患の原因でもあり，食中毒や熱傷様皮膚症候群（SSSS）やトキシックショック症候群（TSS）を起こす．ときには壊死性筋膜炎も起こす．あるいは感染性心内膜炎も起こす．血液培養から黄色ブドウ球菌が検出されても，それが何を意味しているのかは一意的にはわからない．１対１対応ではないからだ．尿培養から黄色ブドウ球菌が検出されても，それが菌血症から下降的に得られた菌なのか，稀なデバイス関連尿路感染で上行的に得られたのか，はたまた単なるコロナイゼーションで病気を起こしていないバイスタンダーに過ぎないのかは一意的に決定できない．便培養からMRSAが検出されたときに「MRSA腸炎」という不用意な診断名を付けてしまうのは，このような現象と菌，コトとモノとの非対称性に無自覚であったがゆえに起きた誤謬なのである（MRSA腸炎については後に述べる…かもしれない）．

肺炎球菌の多様性はCLSIがペニシリンのブレイクポイントを大きく引き下げ，髄膜炎の肺炎球菌とそうでない肺炎球菌を区別することであぶり出されてきた多様性だ．もはやわれわれには「肺炎球菌にはこの抗生剤」といった不用意なセリフを口にすることは許されない．肺炎球菌性肺炎と髄膜炎では治療戦略が大きく異なるからだ．急性中耳炎の多くは抗菌薬なしで治癒することだろう．上気道に定着していることもしばしばあり，もちろん治療は要しない．脾摘患者の場合はあらゆる治療がまったく無効なことだってある．肺炎球菌の示す臨床像はかくも多様であり，その臨床像に応じて対応もまた多様なのだ．肺炎球菌を見つけ，CRPを見つめているだけでは適切な対応は期待できない．

9 インフルエンザのようなウイルス感染症は昔は「ウイルスだね」と一様に片付けられていた．ウイルスを検出する技術はなく，仮にあったとしてもやることは同じであり，対症療法で治療するか，ルーチンで抗生物質をかますかのどちらかであった．前者と後者の違いは医学的，科学的違いだけでなく，医療行為のエスセティックな違いが大きいが，両者に共通するのはパターン認識的な「こういうときは，ああやる」という画一性だ．

インフルエンザの迅速検査（RIDT）とノイラミニダーゼ阻害薬の出現が，この画一性を変化させた．もっとも，検査して陽性ならタミフル，陰性ならそれ以外というパターン認識には変わりがないから，パターン認識の別バージョンが発生したにすぎないが．

しかし，インフルエンザの臨床像は想像以上に多様だった．われわれは血清学的な研究から大多数のインフルエンザ感染が実は無症候であることを知っている．「典型的な」インフルエンザとは，熱が出たり喉が痛くなる「あれ」ではなく，何も起きない患者を指すのだ．

問題はタミフルだ．ノイラミニダーゼ阻害薬を古典的な意味で典型的なインフルエンザ患者に処方すれば一定の臨床アウトカムが得られる．この点に異存はなかろう．では，微熱，鼻水だけのインフルエンザにタミフルを処方するとき得られるアウトカムはなんだろう．それが仮にあるとしても，高熱のインフルで得られるアウトカムよりも目減りしたアウトカムであることは間違いない．相対的なアウトカムの低下は，医薬品の副作用リスクの相対的な増加と同義である．薬の価値が下がるのである．無症候感染者の治療であれば，薬の不利益のほうが大きくなる．

ここでもインフルエンザウイルス感染は一意的な現象を保証しない．われわれが注目すべきは「どのような」インフルエンザであるか，である．注射薬のラピアクタ® の適用は，この「どのような」という程度問題を扱うときに初めてその妥当性が吟味できるのではなかろうか．すなわち入院を要する重症例である．

現象に着目するとは二元論的「イエス，ノー」の世界を「どのくらいか」の「程度問題」に転嫁させることをいう．インフルエンザか否かは，無論大切な命題だ．しかし，そこで止まってはいけない．それはどのような患者に起きたどのようなインフルエンザかを知らねばならない．臨床的な眼差しとは程度問題を程度問題として認識するまなざしだ．

CRP も同じように扱われる．CRP は陽性，陰性で測るアイテムではない．CRP が 8 と 30 は同列には扱えない．

CRP を測るか，そしてそこに意味を見出すかどうかは，女性のバストに着目するか否かの議論に近い．別にバストに注目したってかまわない．しかし，バストだけで女性全体を説明する誤謬は回避したい．全体の一部としてのバストである．バストに注目しない，という選択肢もあるわけだ．

10 もうお気づきであろう．コッホに始まる感染症の原因微生物の発見は福音であった．治療薬の発見以降，その福音は増大した．コトとモノとの混同も大きな問題ではなかった．しかし，21 世紀の現在，それが「コト」の話をしているのか，「モノ」の話をしているのかは明確に区別する必要がある．現象は現象として，正確に把握することが必要になる．現象を現象として正確に把握するのは臨床家の仕事である．微生物学者の仕事ではない．qSOFA のようなツールが流行しているのは故なきことではないのだ．そう，かつて現象だった感染症は，モノそのものに転じてしまい，そして今また現象に立ち返ろうとしているのである．現象化だ．

11 それはモノを無視せよ，微生物学や微生物学者を軽蔑せよという意味ではもちろんない．われわれが血液培養は大事だ，と熱意を込めて語るのは微生物を重要視するが故である．現在のように相対的な免疫抑制者が増加し，検査の微生物検出感度が高まり，これまで無視してきた弱毒性の微生物が重大な感染症の原因になっている時代において，微生物の検出はこれまで以上に重要である．将来はさらに重要になるだろう．移植医療や治療薬の進歩はさらなる免疫抑制者を生むからだ．

不明熱のワークアップにおいて，現象そのものはあまり役に立たない．大切なのは現象の裏に隠れている病因だ．現象だけに着目するへんなイデオロギーにこだわると「ステロイドいてまえ」みたいな困ったプラクティスを生んでしまう．

主張しているのは，モノをもって，コトに，コトをもってモノに代替してはならないということだ．両者はインターチェンジャブルではないのである．

エールリッヒたちが主張したのは，原因を治療すれば疾患そのものもなくなるはずだ，という主張である．それはある程度正しい．しかし，敗血症の治療戦略が示しているように，正解のすべてではない．敗血症の診断基準や治療戦略についてはここ数年大きな変更が起きているし，今後も起き続けるであろうけれども，感染症という疾患を現象として扱え，という一点においては変わることはないだろう．

もがみぢょーじ
病気という
現象はモノぢゃない！
目には見えん！

そ…
そうだったのて．

見えないと
いうことは
つまり…
スタンドて．
時よ止まらんかい！

見えてるぢゃん
あなたも
スタンド使い
能力者て．

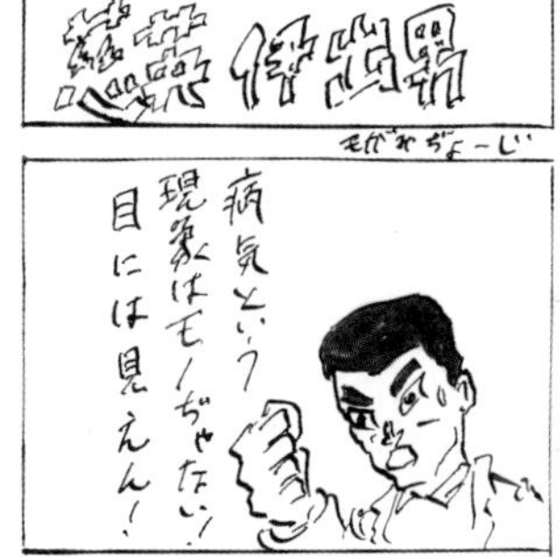

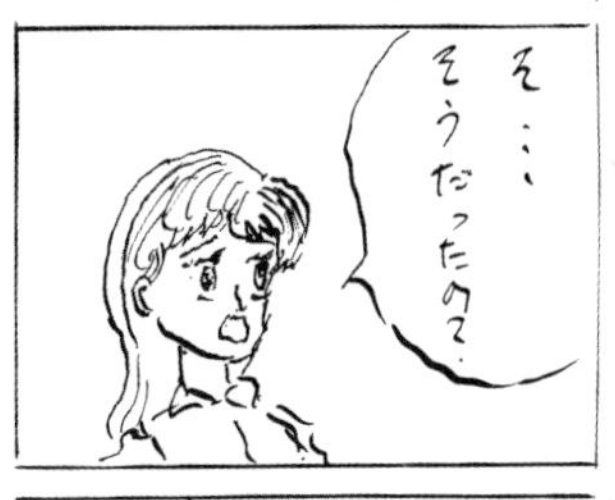

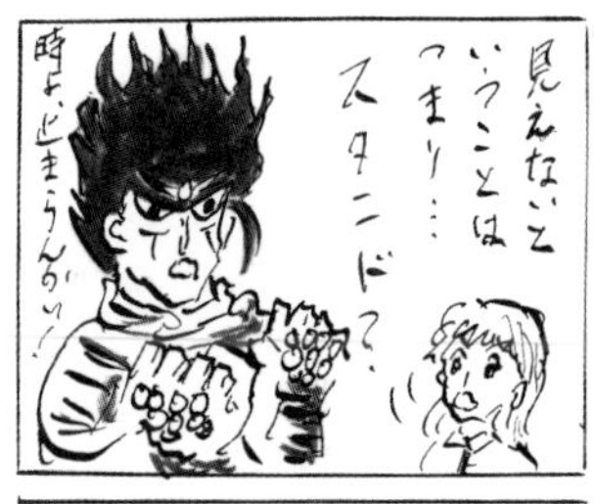

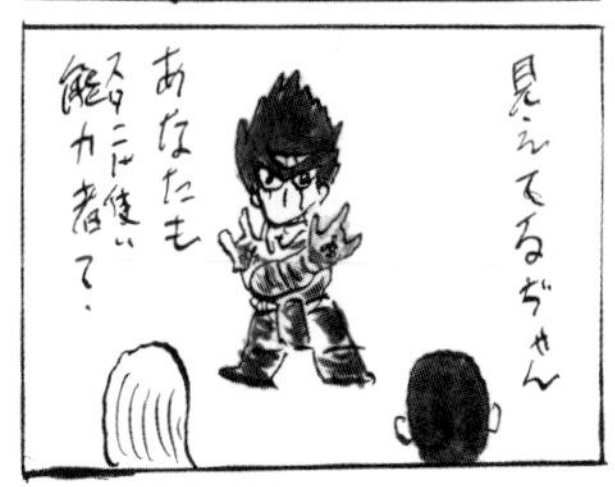

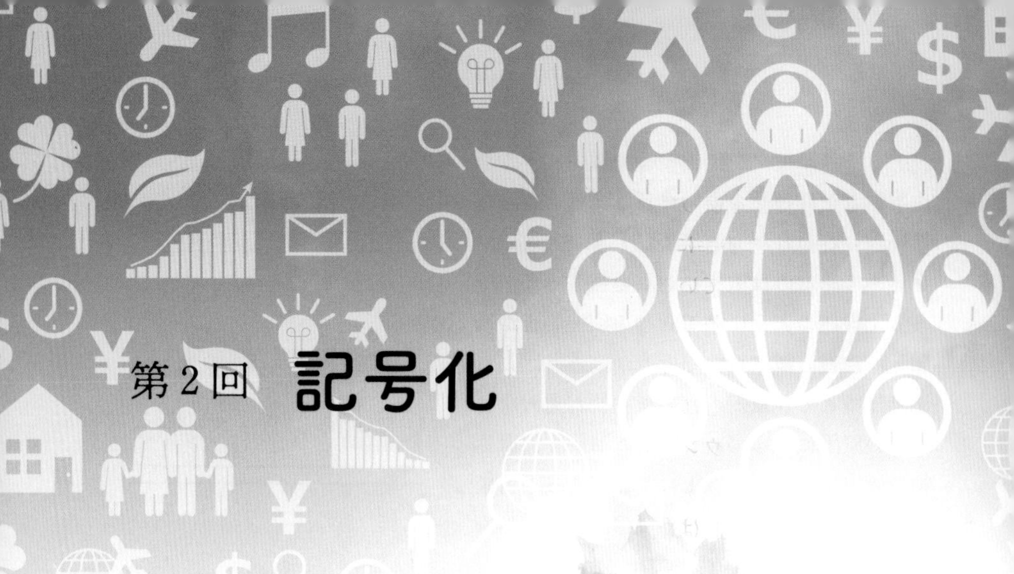

第2回　記号化

僕を見て！　僕を見て！　僕の中のモンスターがこんなに大きくなったよ，Dr テンマ

Mein lieber Dr. Tenma

Sehen Sie mich! Sehen Sie mich! Das Monstrum in meinem Selbst ist so groß geworden!

浦沢直樹『MONSTER』より

1　基本的に，科学とは名前をつける営為である（そして，「数を数える」営為である）．名前をつける対象がシニフィエであり，つけられた名前がシニフィアンだ．両者の関係性が完全に「恣意的（arbitrary）」に結び付けられるというのが構造主義の要諦であった．

ちなみに，このarbitraryという英単語は「自由裁量の，随意の，気まぐれな」というような意味である．ラテン語arbitrarius，すなわち未定であり，仲裁者（arbiter）に決定を委ねるような，というような意味である．手元の英英辞典によれば，「based on random choice or personal whim, rather than any reason or system」とある．

日本語の「恣意的」には「気ままな，自分勝手な，自分の好きなようにふるまうさま．論理的な必然性がないさま」（日本国語大辞典）とあり，用法として「或る目的を遂行することを急務とする人々は，往々にして歴史を恣意的に利用することを敢へてする」〔鈴木利貞編「学生と教養」(1936)〕が用いられている．まあ，乱数表を使ってランダムに選んだ，という中立的な意味というよりも，「自分の都合で勝手に（そして非論理的に，かつ非中立的に）選んだ」という「意図」を内包しているように思う．Arbitrary がより中立性を醸し出している英単語なのとは若干，違いがあるのではないか．

このように辞書的な英単語と，日本語の単語にすら，1 対 1 の完璧な照合はないのである．投手とピッチャーは違うのである．江夏投手，第一球を……投げました！　とアナウンサーが言ってもよいが，「江夏ピッチャー」とは言えないように．

言葉の持つ「意味」は微妙であり，微細であり，そこにはある種のニュアンス，含意がある．「お姫様」につく「お」は純粋に高位の人物を指す敬称だが，「お役所」という場合は応用の利かぬ質の低い仕事をしている場所，という蔑称の意が込められている．そこに気がつかなければ，「いやいや，それほどでも．そんなに褒めてくれなくても」と勘違いしてしまうのである（しないけど）．

ニュアンスは，時とともに変じていく．

昔，「女」は「女子供」とまとめられるように，一種の蔑称であった．「女子供に何ができる」「女が口をだすことか」という使い方で，使われたのである．現在の日本社会で「女子供に何ができる」「女が口をだすことか」などと口にすれば，あっという間に大炎上必至である．

もちろん，女を蔑視する人たちはたくさんいるけれども，少なくともそれが「タブー」な考え方だということは広く日本社会で共有されるようになった．それと同時に，「女」という言葉がもたらすニュアンスに差別性を感じる人は少なくなったのではないか．少なくとも以前ほどではなくなったのではないか．

「差別用語」の不毛さは，このような言葉のニュアンスの歴史的な変化を無視し，いったん「差別的」とカテゴライズしてしまうとそれを未来永劫タブーにしてしまう形式主義にある．本質を見失い，形式で動くという悪い意味での官僚っぽさは日本社会に蔓延しているが，差別用語，放送禁止用語はその最たるものである．「実態」よりも「記号」を優先するのである．それにしても，そろそろウルトラセブン第 12 話，解禁してほしい．

あるシニフィエに対して名前（シニフィアン）をつける．簡単なようだが，案外手ごわい作業である．我々はこの営為を決してないがしろにしてはいけないのである．

2　もちろん，厳密な意味での「コトバ」の意味の共有は難しい．後期ウィトゲンシュタインが指摘する通りである．

「意味」という語を利用する多くの場合に――これを利用するすべての場合ではないとしても――ひとはこの語を次のように説明することができる．すなわち，語の意味とは，言語内におけるその慣用である，と．

Ludwig Wittgenstein，藤本隆志訳『ウィトゲンシュタイン全集 8』
（大修館書店，1976 年）より

要するに，我々が「わかり合っている」という感覚は幻想にすぎない．吉本隆明が国民国家という概念を「共同幻想」と呼んだように．その「共同幻想」ですら，各人各様の同床異夢であり，本当の意味でアイデンティカルな「幻想」はないのである．

しかし，仮の我々の「理解の共有」が幻想に過ぎないとしても，会話は成立する．わかり合っているような気分になることができる．それこそが「言語ゲーム」であり，「共同幻想」なのだとぼくは思うが，いちおう，気分だけでもわかりあったような「ふり」をしつつ，厳密にはわかり合えていないんだよ，とニヒルにクールに悟る．そのような「二枚舌」が大人の振る舞いとして大切なのだと思う．

3　とまあ，こういう与太話はいつまでだってできるのだが，本連載が「J-IDEO」最初の打ち切り連載になってしまうのもどうかと思うので（本当の戦いはこれからだ！），そろそろ感染症に戻る．

沖縄県立中部病院（OCH）で喜舎場朝和先生にご指導いただいたのはとても貴重な経験だった．ああいう経験は，おそらくこれからのドクターたちはもう得られないのではないかと思う．

喜舎場先生は厳しい指導医として有名であり，沖縄中部で研修した人たちはほとんど「怒られた」というエピソードを持っている．ぼくにも，もちろんある．たくさん，ある．

非常に興味深いことなんだけど，OCH の OB や OG たちが集まったときに必ず「ネタ」になるのは，喜舎場御大に**どのように**怒られたか？　というトピックだ．俺はあのとき，こんなヘマをして怒られた，あのとき，こういうしくじりをやって怒られた，という話が実に盛り上がる．不思議なことである．他にも厳しくて怖い指導医はたくさんいたが，そういう人たちに「怒られた」体験は，その後ほとんどネタにならないのだ（どちらかというと，記憶から抹消したい「思い出したくない」体験のことが多い）．だれもが御大に叱られた話を「実に楽しそうに」話すのである．ぼくも「喜舎場御大に怒られたエピソード」のストックはとても多いので，研修医たちに「ネタ」で披露することは多い．

喜舎場御大に「怒られる」というのと，一般的な意味で指導医に怒られるというのは，表面的な共通点は多々あれど，根本的なところでまったく違うものを意味しているとぼくは思う．シニフィアンが指しているシニフィエが別物なのである．

教育系の学者とかにこういう話をしても，「虐待を受けた子供は，将来自分も虐待者になりやすいっていう研究を知らないのか」みたいなまったく頓珍漢な回答をしてくる．だから，あんたのいう「虐待」と俺の話は噛み合ってないんだって……というわけだが，こういうクオリア的な領域になるとまったく感性に乏しい学者は多い．シニフィアンの表面的な（自分なりの）「意味」にしがみつきやすい学者体質のせいで，すべてを自分のカテゴリーの枠内で論じてしまうからだ．こういう連中はすぐに「女」とか「子供」という単語もそもそも差別用語だから使うべきではない，みたいなことを賢しらに言うのである．

喜舎場御大に怒られた記憶はよく残る．正直，これまでの医者人生で褒められたことはほとんど覚えていないが，叱られた記憶はよく残る．だから，本当に長期的な意味で「褒める教育が偉い」みたいな考え方でいいのかどうかは，ぼくにはかなり懐疑的だ．

もちろん，「怒ればいい」「怒るのがいい」と考えているわけではない．それこそがシニフィアンの誤用である．喜舎場御大の場合，怒られるのは「患者のアウトカムに影響する，しそうな場合」だけであった．医学知識が足りないとか，質問に間違った答えをしたとか，そういう理由で怒られることは絶対にない．そもそも，御大は研修医の知性にそこまで期待していない（笑）．しかし，研修医の誤謬や怠惰や軽率さなどが患者のアウトカムに悪い影響を与え，「変わりないので様子をみてます」と研修医がプレゼンしたはずの患者が目の前で悪寒戦慄を起こして血圧が低下している場合などは，もう大変だった．顔面が蒼白となり，その後真っ赤になる．口元がブルブルと震えている．両の拳はぎゅっと握りしめられている．「変わりない」から「様子をみる」はずだった患者が敗血症性ショックで震えている．我々研修医も事態の重大さに震え上がっている．

あの怒りは，患者の状態に向けられた怒りだ．そして，我々はあれから何十年経った今でも「患者が急変してその生命が危ぶまれている」状況下で，自分たちが極めて切羽詰った精神状態に至るプロセスを追体験するのである．

喜舎場御大はできの悪い研修医をネチネチとしつこくいじめるようなことは皆無だった（そういう指導医は多い）．怒るときは爆発的に怒っていたが，その後は恥ずかしそうに研修医をフォローしようと取り組んでいた．基本的に，とても不器用な方なのである．その裏のなさをぼくらもよく理解できたから，喜舎場御大を怖がる研修医はたくさんいたけれども，「嫌な奴」と思う人は皆無だったとぼくは思う．もちろん，世の中には嫌な指導医だってたくさんいるんだけど．僕もいろんな研修医に「嫌な奴」と思われてるとは思うけど．

もちろん，喜舎場先生の教え方はオールド・ファッションドなやり方で，現代の医学教育にそのまま持ち込めるものではないと思う．研修医を怒鳴り飛ばすような指導の時代は終わったのだ．しかし，我々が享受したその指導の「真髄」というか，「核」みたいなものはなんとか継承しなければと思っている．それをどうするか，については今も確たる答えがないのだけれど．

「怒る」とか「叱る」というシニフィアンをシンプルな「記号」として使えば，それはつまらない概念になる．シニフィエが伝わるシニフィアンのあり方が必要なのだ．

4 喜舎場先生の話を続ける．

これは自分が直接聞いた話だったのか，あるいはどこかに書いてあったトピックだったのか，はたまた別の人がしゃべってたのを聞いた話だったのかは覚えていない（喜舎場御大のエピソードは繰り返し使われるので，だんだん情報のソースが曖昧になってくるのだ）．

何かというと，喜舎場先生がある医学雑誌に原稿を依頼されてものすごくご立腹されていたこと．その依頼原稿のタイトルが「敗血症と感染性心内膜炎」だった．

「敗血症と，心内膜炎（infective endocarditis）を一緒に書けるわけがない」が喜舎場先生の言い分だった．至極ごもっともだとぼくも思う．「ガンダムとアナ雪について」という評論を書いてほしいと言われたようなものであろう（え？

書けますか?). イワタなりに換言すると,「敗血症はERで見る病気, IEは一般外来で見る病気」なのだが, しかしネットで検索すると「感染性心内膜炎は(中略) 多彩な臨床症状を呈する全身性敗血症性疾患である」といったガイドラインの文章をみつけてしまうくらいなのだから, 両者に親和性がある, という誤謬はまれではないのかもしれない.

敗血症も, IEも「(しばしば) 血液培養陽性」という共通のキーワードを持っている. が, 両者はまったく異なる概念だ.「出っ歯」という共通タームを持っていても, 明石家さんまとガチャピンがまったく別物であるように.

国家試験前の医学生がこの誤謬に陥りやすい. 彼らは臨床経験が少ないので(それは日本の教育システムの問題で決して「仕方がない」ことではない), 疾患イメージを立てるのが苦手だ. 国家試験は基本的に「キーワード」の積み重ねで診断できる. ひっかけ問題は不適切設問で排除されるだろうから, 適切なキーワードを積み重ねれば, 適切な回答が完成する.

生身の患者はそうではない. キーワードの積み重ねも全体像というシニフィエが確たるものにならなければ, ガチャピンにするはずだったのがさんまになったりしてしまう.

医療, 医学においても「記号」を扱うのは非常に難しいのである.

5 微生物は人間〈ホモ・サピエンス〉よりも均質である. 田中さんと吉田さん, ボブとマイケルには大きな個性の違いがあるが, あの黄色ブドウ球菌とこの黄色ブドウ球菌にはそれほど大きな違いはない. だから, ぼくらは「菌名」という記号で, その菌の総体をイメージし, そしてそれはそう外れることはない.

とはいえ, これはあくまでも人間に比べれば, の相対的な判断にすぎない. 微生物は人間よりも均質だが, 水素原子とか, 電子に比べればずっと多様性の大きな存在だ.

北米で流行する *Clostridioides difficile* は日本で見つかるCDに比べるとメトロニダゾール不応性のことが多いし, 重症化もしやすい. だから, 北米のデータをそのまま日本に持ってくるのは困難だ. 気質拡張型β-ラクタマーゼ産生菌 (ESBL産生菌) も一括りにはしにくく, 実はESBLは何百とあるβ-ラクタマーゼの総称だ. よって, 北米のESBLとヨーロッパのESBLと日本のESBLは「別物」と考えたほうがよい. 我々はESBLに対するセファマイシン

（セフメタゾール）の効果をいくつかのスタディーで検証してきたけれども，それはあくまでも日本に存在するESBLに対するもので，海外での過度な一般化はできないだろう．同じ根拠で「海外ではESBLにはまずカルバペネムだ」とか「ピペラシリン・タゾバクタムも使えるみたい（あるいは「使えないみたい」）」とか「アメリカではセフメタゾールなんて使いませんよ」みたいな話は，そのまま日本に持ち込めない．ここでも使われる記号（シニフィアン）が一体，何を表現しているのか，厳密さをもって考えておく必要がある．

6 抗菌薬も同様だ．チエナムとメロペネムには本質的な違いはさほどないのかもしれない．しかし，海外で用いられるfosfomycin（fosfomycin tromethamine）と日本のホスホマイシン（fosfomycin calcium）は消化管からの吸収度合い（バイオアベイラビリティー）がまったく違うので，等しく扱うことができない．後者は吸収がとても悪いので，全身性の重症感染症には用いることが難しいだろう[1)]．

「胆汁移行性がよい」といったキャッチフレーズ的な「記号」にも要注意である．よくこの「記号」が用いられるのはスルペラゾン（セフォペラゾン・スルバクタム）だ．確かに，スルペラゾンは胆汁移行性は悪くないのだが，他の抗菌薬でも十分によい．というか，その胆汁移行性は臨床アウトカムに関係しているというデータは希薄である．

最小阻止濃度（MIC）が低い，というキャッチコピーが抗菌薬の売上を大いに上げたように，実態（シニフィエ）のないキャッチコピー（シニフィアン）が特定の抗菌薬使用をドライブすることは多い．本当にそうなのだろうか．その先にあるシニフィエは見えているのだろうか．それともシニフィエを見ることなく，単にキャッチコピーという「記号」だけで物事を判断してはいないだろうか．「お肌に優しい」とか「アンチエイジング」だとか「血液サラサラ」といった，実態（シニフィエ）を伴わない「記号」が，多くの健康法やインチキ医療をドライブするように．

7 我々は実態のない「記号」にしばしば振り回される．いつも申し上げるのだが，「卒後何年目」かを問われるのは日本だけである．卒業大学を問われることもないし，職種すら問われないことが多い．あなたは何をする専門家か？という「実態」だけが問われるのだ．日本は実態を無視した記号先行型社会といってよい．だから，実態を無視して卒後年度や，卒業大学や，職種や，学位や，その他もろもろの「記号」で人を値踏みし，そして態度を決め（タメ口きいてよいか，とか），そして評価する．記号は実態につける「名前」である．名前にすぎない．その実態が判別できない者が名前だけを振り回す滑稽にそろそろ気づくべきなのである．

もがみぢょーじ
前からなってる気になってる記号。
コレ…
元々は火星を表す記号よ、
ローマの神、マルスの盾(マル)と槍(矢印)を意味してるの。
18世紀に植物学で有名なリンネが男性を指す記号としました。
Wikipedia (英語) 情報よ.
実はギリシア語の火星の略称…
つまり
θρ
からシータとロー
来てるという説もあるわ。ちなみに女性の記号(♀)は金星、つまりビーナスの手鏡よ
Stearn 1962
あるいはφ(ファイ)とも
モンキーパンチのアレ♂じゃないのね
ぐしゃ
連載打ち切りにする気?(2回目で)

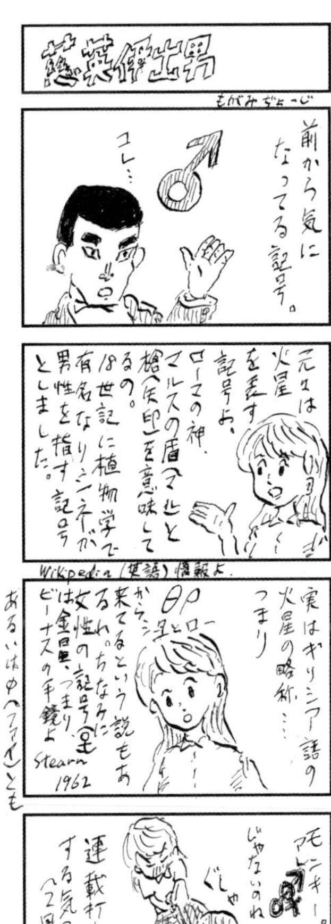

【参考文献】

1）Iwata K. Are all fosfomycins alike? J Infect Chemother. 2016；22：724.

第3回

一般化

1 現在，感染症診療にかぎらず，臨床現場における多くの誤謬がこの「一般化」の失敗に起因していると思う．血圧が高ければ，降圧薬．尿酸が高ければ，尿酸を下げる薬．かぜを引けば「ウイルス性だと思うけど」と言いつつ抗菌薬．失神発作に頭のCT，なんだかわからないけど梅毒検査，腫瘍マーカー，そしてCRP．

2 一般化の問題とは，「CRPはこんなに役に立つ（こともある）」という言説を担保に患者のCRP測定を一般化してしまうことである．個別のエピソディックな事例を一般化可能な「法則」に勝手にすり替えてしまうのだ．

3 一般化の問題は，医療の外でもしばしばみられる．たとえば，世界のあちこちでみられるあれやこれやの「差別」は，一般化を根拠としていることが多い．中国人は，買い物のとき態度が悪かった．だから，「すべての」中国人は態度が悪い（一般化）．よって，差別されたって仕方がない．国籍，民族，肌の色，性別，セクシャル・オリエンテーション，職業，学歴など，あらゆるカテゴリーでこの「過度な一般化」が差別の温床となる．

4 ついでに付言しておくと，ある集団と，異なる集団に「違いがある」のは当たり前だ．FCバルセロナとヴィッセル神戸，どっちがサッカー強い？ と問われれば，文句なしにバルサのほうが強い．ヴィッセル・ファンだって（ぼくだって）そう認めざるをえないだろう．

5 前回の「記号化」でも申し上げたが，個々の人間はそれぞれすべて違っている．まったく同一の人物なんてこの世には存在しない．一卵性双生児だって微妙に違っているし，ヴァレンタイン大統領がパラレル・ワールドから「同じ人物」を連れてきたとしても，やはり微妙に違っている（ディオの「スタンド」のように）．まったくアイデンティカルな人間はこの世には（あの世にも）いない．よって，異なる個々から構成される集団が異なるのは当たり前だ．そこでは，あれやこれやのアイテムに対して「優劣」が存在する．これも当たり前なことだ．

6 「統計的な有意差がない」という言い方がある．統計的有意差とは何か．統計的有意差の前提にあるのが「帰無仮説（null hypothesis）」である．二つ（あるいはそれ以上）の集団には差が存在しない．その仮説を反証する営為が「統計的に有意差あり」であり，帰無仮説が正しい場合に「統計的に有意差がない」．そう，説明される．

7 誰もが教わる統計学の基礎中の基礎なのだが，あれ，本当は違うんじゃないか，と思う．帰無仮説なんて仮説，そもそも間違っているのではないだろうか．

8 すでに述べたように，異なる集団が「おんなじ」ということはありえない．必ず，両者には差があるはずだ．その差はあるんだけど，わずかすぎて，設定された枠内では検出できない．これが統計学的な「有意差」であろう．あるいは検出できるんだけど比較しても仕方ないくらいの微妙な差なのかもしれない．血圧が，1 mmHg より下がる，とか，身長が 0.1 mm よけいに高い，とか，毛が 1 本増えるとか．これは臨床的（あるいは実生活的）に「意味のない差」といえる．

9 帰無仮説（null hypothesis）は本当は，「無い（null)」ことを前提とした仮説ではない．「気にするほどの差はない，意味のある差はない」という程度の意味である．本来ならば，almost null とか，essentially null とか，practically null というべきであろう．

10 さて，そういうわけで，集団を比較すればわずかながらも差が生じることはある．大きな差が生じることもある．集団に違いがあるのは必然だ．

11 差別の根拠は「あいつらは俺たちよりも劣っている」だ．しかし，「あいつらは俺たちより劣っている」的な「違い」の構造は必然なのである．どの集団を比較しても，必ず差はあるのだから．

12 では，その「差」を根拠に人が人を差別することは許容されるのであろうか．される，という言い分もあるだろう．そもそも歴史的に，われわれは多くの身分制度を作り，差別を制度化していたのだから．もっとも，多くの身分制度は能力の差ではなく，そうでない形式を差別の根拠にしていたのだが．では，能力主義で能力の優劣で差別が許容される社会は，ありか？

13 そういう選択肢は，ある．だが，ぼくは「止めておいたほうがよい」選択だと思う．

14 能力の優劣で人が人を差別する社会．それは，世の中はすべて「私」，「私以上」，「私以下」の 3 種類にカテゴライズされる社会ということになる．あなたは常に，誰か他人と対峙するときに「こいつは俺より上？　下？」と値踏みしないと，相手とどのようにつきあってよいか決定できない．もちろん，努力次第で「私以上」の人数を減らし，「私以下」の人数を増やすことも可能だろう．しかし，どんなに頑張ってもやはり「私以上」の集団は存在し続ける．そして，努力や工夫を怠ればたちまちあなたの「ランキング」は激下がりだ．1

年365日がATPテニスランキングみたいな人生だ．それが一生続く．ほとんどの人は耐えられないだろう．テニス・プレイヤーたちだって現役生活に限りがあるから耐えられるのであって，一生ATPランキングをつけられ続けたらたまったものではあるまい．

15 このようなラディカルな思考を突き詰めていくと，集団が集団を差別するのは実は愚かなことだと理解できる．思考実験は，徹底的にラディカルに行うべきなのだ．Aという集団とBという集団で，ある優劣（たとえば，試験の成績）が存在したとしよう．それ（試験成績の能力差）を根拠に集団Aが集団Bを差別してよいか，という議論が沸き起こったとしよう．

16 しかし，AとBの差はあくまでも「平均の差」に過ぎない．つまり，Bの中にもAの構成員よりも優れた成績を収めた人はいるかもしれない．つまり，「能力差」を根拠にする限り，「Bという集団」を「Aという集団」が差別するのは間違っている．あくまでも差別してよいのは，B中で「私より成績が低かった人たち」だけだ．そして，B中で「私より成績が高い」人たちには，「差別される」ことを許容しなければならない．それがこのゲームのルールだからだ．

17 さらに言えば，Aという集団の中も実は「私」，「私より上」，「私より下」の3種類に分類できる．もし，試験の成績が同点ならば，決選投票的な再試験をすればよい．「差」は必ずあるはずなのだから．そして，集団Aにおいてもあなたはその構成員を「差別する相手」と「差別される相手」に区別する．

18 さて，このように考えていくと，もはや集団Aと集団Bを区別するのはナンセンスだということになる．分類は恣意的である．集団Aと集団Bという区別は「能力による区別」を意味していない．AもBも関係ない．あるのは「俺より上」，「俺より下」だけである．

19 ここまでラディカルに思考を進めていくと，2つの結論が導き出せるだろう．一つめ．「ある集団が，別の集団を何かを基準にした「優劣」で差別することは原理的に不可能である」こと．それは過度の一般化に過ぎないということ．そして，「優劣」で差別を許容するような人間社会に，ほとんどの人間は耐えられないであろうということ．それは常に相手の能力を値踏みし，自分の能力を値踏みし，その優劣を比較するというスーパー・ハードボイルドな社会なのだから．

20 ぼくが『サルバルサン戦記』を執筆した理由はいくつかあるが，その理由のひとつがこの「差別主義の不毛さ」を練り込むことにあった．世界初の抗生物質を開発した秦佐八郎は，極東アジアの辺境の国，（当時差別の対象だった）黄色人種の日本の，日本海側（裏日本）の，島根県（山陰）の生まれである．ネガティブ×ネガティブ×ネガティブなその出自だが，ぼくが描いた秦はそのような境遇をすべて相対化した存在だった．他人を蔑む人間は，必ず誰かに蔑まれることによって復讐される．誰かに対して優越感を持ちたい人々は，必ず強い劣等感に悩まされる（井の中の蛙になって，自己満足の病に陥らなければ）．

21 個別の優劣差の存在を徹底していけば，能力を根拠に誰かを差別するのが不毛になる，という一般解を導き出す．能力差は差別の根拠にしてはならない．導き出された一般解はいろいろなところで応用できる．相模原の悲惨な集団殺人も，単に情的に許せない，と論じるだけでは不十分だ．「あいつらは殺されたって仕方がない」と考える輩は後を絶たないからだ．徹底的なクリティカル・シンキングとラディカル・シンキングで，「あいつらは殺されたって仕方がない」は「お前も同じ理由で殺されても文句は言えないぞ」という結論になることを教えてやらねばならないのだ．

22 このように，一般化は大事である．ラディカル，かつクリティカル・シンキングの帰結としての一般解はあらゆる領域で応用可能な「原則」（principle）となる．残念なことに，日本で流布する多くの「一般化」はむしろ逆で，安易な思考停止と同調圧力で決めつけた帰結にすぎない．だから，「なぜそうなんですか」と問われても「そうなってるから」といったトートロジーしか返ってこないのである．神戸大学でぼくがよく返される「変えられない理由」がこうした安易な思考停止と同調圧力とトートロジーからできている．まじで．白洲次郎は「日本にはプリンシプルがない」と嘆いたのだが，21 世紀の現代でもその点は同じなのである．

23 学生や研修医に常に要求しているのは，「患者からの，症例からの一般概念の抽出」である．

24 個々の患者はすべて異なっている．多くの学生や研修医は，患者を担当すると，その患者に起こっていることを逐一記録し，あるいは記憶しておしまいにしてしまう．しかし，それではそのとき経験した患者，症例の「思い出」しか残らない．

25 肺炎患者がいて，ゾシン®（ピペラシリン・タゾバクタム）で治療されている．なぜ，ゾシンなのか．なぜ，他の抗菌薬ではないのか？　そのような問いかけを患者に，症例に，カルテに問うていくのが大切だ．それが一般化できる概念であれば，次に別の患者の肺炎を診たときに「肺炎にはゾシン」という一般解で対応が可能であろう．しかし，本当にそれでいいのか？　ゾシンは本当に一般解なのか？　あるいはその患者にしか通用しない，他の事情があったのではないか？

26 このような内的葛藤がなければ，学びはない．少なくとも未来に活かせる学びはない．あるいは，誤った一般化しか生まれない．「肺炎にはゾシン」みたいな，脊髄腱反射的な思考である．ノウハウ主義と言い換えてもよい．

27 臨床研修はこのような誤った一般化を援用した「ノウハウ主義」に満ちている．どこの病院に行っても抗菌薬使用が判で押したようにワンパターンなのは，一般化の誤謬が原因である．

28 特に一般化に有用なのは，失敗だ．こういう検査の見逃しは，地雷を踏む結果になるぞ．このような「失敗のパターン」は非常に汎用性の高い，一般化しやすい概念である．ぶっちゃけ，初期研修医のときは「こうやったら地雷を踏むぞ」の一般化できる「失敗の法則」を学ぶだけでも十分だ，と言い切ってしまいたい．

もがみちょーじ

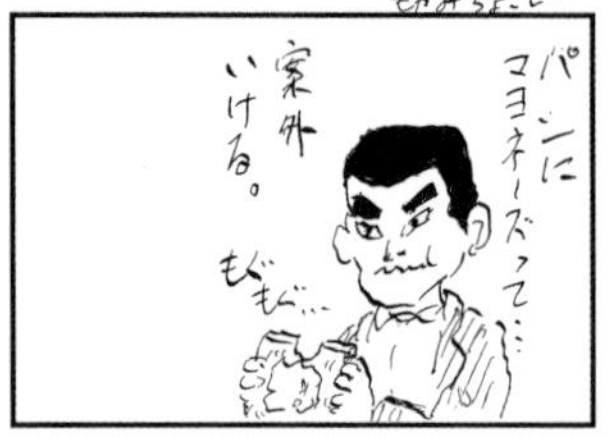

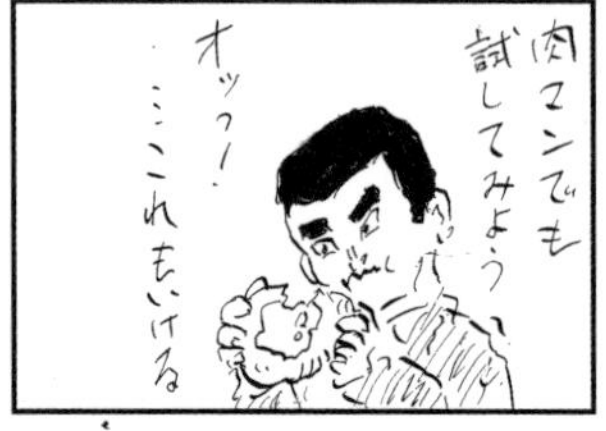

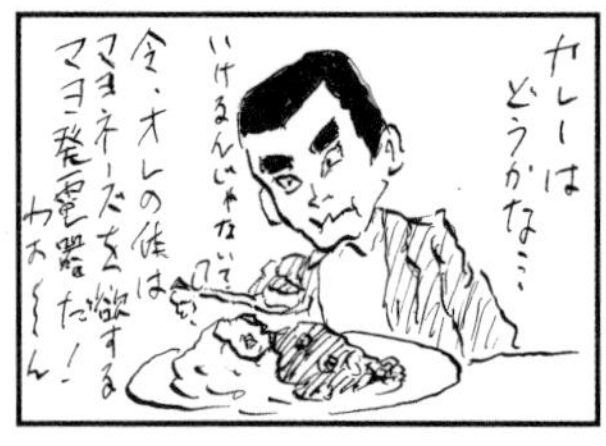

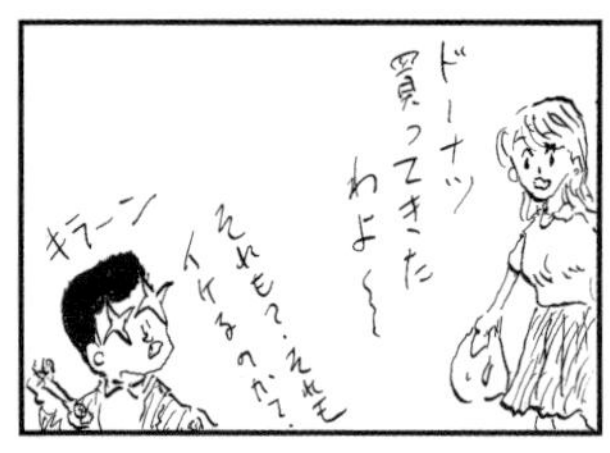

29 勝ちに不思議の勝ちあり，負けに不思議の負けなしのコトバの通り，成功体験の一般化にはよくよく注意すべきである．冒頭にあげた「CRP 測定しといてよかった♡」ケースの一般化などがこれである．地方会でよくみる，「なんとかかんとかが著効した症例」のほとんどがこれである．「著効した症例」という学会発表は，基本的に役に立たないという一般解が成り立つ（ウソ．だけど，大体ホント）．

30 一般化が大事だ，というのは「個別の事情はどうでもよい」という意味ではない．患者固有の問題はたくさんある．朝，デイリーニュースを見るのが楽しみ．パンにマヨネーズつけるのが好き．白鵬の大ファン（だから，結びの一番のときに回診に来ないでくれ）．こういう個別の事情は，患者個人にとっては大切な価値であり，決してないがしろにしてはいけない．

31 大切なのは，一般化できるものと，そうでないものをきちんと区別すること．前者は「次の患者」にも応用すること．後者は「目の前の患者」にのみアプライすること．こういう心がけだけでも，患者ケアから学べることは格段に増加するはずだ．多くの学生や研修医は患者や症例からちゃんと「学んでない」．だから，「思い出」だけしか残らないのだ．

32 患者の記憶，思い出ももちろん，大切だ．が，思い出づくりばかりしていてはベッドサイドでの研修は単なる「体験ツアー」になってしまう．学生，研修医の諸君は「正しく一般化」することに心を砕いてほしい．それは，まっ

とうな知性の発動を要求する，知的にエキサイティングな営為である．担当患者を診るのがとても楽しくなってくるに違いない．

33 そして，指導医たちに「これは一般化できるのか，それともこの患者だけの個別の話なのか」と切っ先鋭く問い詰めてほしい．それに応えることができる指導医が，みなさんが頼りにできる指導医だ．「え？　それって昔からそうなってるんだよ，ゾシンだよ，ゾシン」と言っている指導医には，見切りをつけたほうがよい．

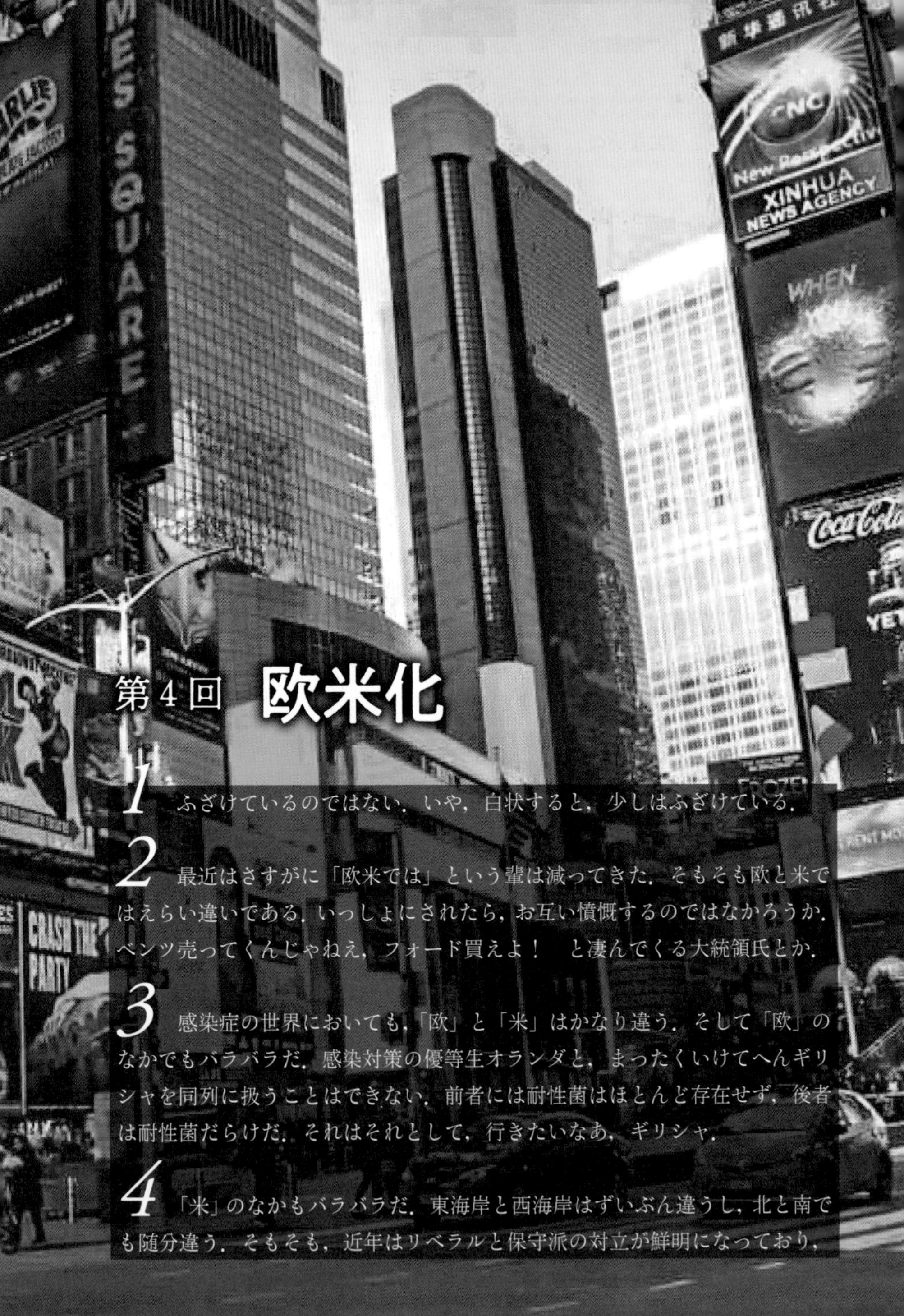

第4回　欧米化

1　ふざけているのではない．いや，白状すると，少しはふざけている．

2　最近はさすがに「欧米では」という輩は減ってきた．そもそも欧と米ではえらい違いである．いっしょにされたら，お互い憤慨するのではなかろうか．ベンツ売ってくんじゃねえ，フォード買えよ！　と凄んでくる大統領氏とか．

3　感染症の世界においても，「欧」と「米」はかなり違う．そして「欧」のなかでもバラバラだ．感染対策の優等生オランダと，まったくいけてへんギリシャを同列に扱うことはできない．前者には耐性菌はほとんど存在せず，後者は耐性菌だらけだ．それはそれとして，行きたいなあ，ギリシャ．

4　「米」のなかもバラバラだ．東海岸と西海岸はずいぶん違うし，北と南でも随分違う．そもそも，近年はリベラルと保守派の対立が鮮明になっており，

分断化された社会はますます分断化されている．「アメリカ人は○○な人たちだ」とはもはや言えないのである．前回述べた，過度の「一般化」になる．

5 それはさておき，よく「これは欧米のエビデンスだ．日本では使えない」というコメントを見る．

6 しかし，これは本当だろうか．そして，本当だとしたら，なぜそうなのだろうか．

7 ぼくらがいわゆる「エビデンス」というのはランダム化比較試験（randomized controlled trial，RCT）の結果を指して言うことが多い．では，欧米で行われたRCTの結果は日本人患者には使えないのだろうか．そして，使えないとすれば，なぜか．

8 考えてみてほしい．RCTの結果を目の前の患者に応用するというのは，要するに「他人に起きたことがこの患者にも起きる」という信憑あってのことである．問題は，だ．その信憑が正しい，という根拠がどこにもないということだ．

9 100羽数えたカラスの羽が黒いからといって，101羽目のカラスの羽が黒い根拠とはならない．そう言ったのはカール・ポパーである．有限数の観察は，その観察対象の一般化の根拠とならない．ところで，京都で羽の白いカラスが見つかったそうですね[1)]．ポパーさん，あなたは正しかった．

10 デビッド・ヒュームは「科学的証明」という言葉は存在しえないと主張した．帰納法の否定である．RCTも帰納法の代表だ．ヒュームは帰納法に基づく真理の「証明」はできないと述べたのだ．ポパーの別表現型といってもよい．

11 経験主義，というと医学・医療の世界では「悪しき」という接頭辞を内意して語ることが多い．「あいつ，また経験主義で風邪に抗生剤出してるよ」的な使い方だ．実は経験主義も帰納法だ．限定された経験（あるいは観察）から一般法則を導き出すのだ．

12 経験主義とエビデンス・ベイスド・メディシン（evidence-based medicine，EBM）は一見真逆の概念を述べているようにみえる．しかし，観察から一般法則を導き出す帰納法の応用，という点では両者はまったく同じ原則を用いている．前者はバイアスを排除する手続きが皆無である，という重大な瑕疵を持っているにせよ，だ．いずれにしても，経験主義もEBMもヒュームやポパーの提起した問題を完全には克服しえない．

13 もちろん，ここで経験主義とかEBMなんて意味ないじゃん，とちゃぶ台をひっくり返したいのではない．経験主義やEBMといった帰納法は，そこから導き出された一般法則の正しさを「証明しない」と言っているだけだ．

14 証明はしないけれども，真実には漸近している．われわれ現場の医療者にとって大切なのは，真実を掴み取ること「そのもの」ではない．真実らしさに近づいていくことこそが，大事なのだ．

15 ある日，発熱，咽頭痛，筋肉痛，悪寒の患者が9人受診してきて，全員インフルエンザだったとしよう．その日，同じ症状の患者がやってきたとしたら，その10人目の患者はインフルエンザだろうか．もちろん，そんな保証はどこにもない．しかし，かなりな確度でその患者はインフルエンザに罹患している，と考えるべきであろう．これがわれわれの事前確率となる．

16 RCTである治療がプラセボ群よりも有効であることが示されたとしよう．同じ病気を持つ患者が目の前にいたとすれば，その治療を用いるべきだろうか．他に代替案がなかった場合は，RCTの結果を援用するのが妥当であろう．目の前の患者にそれが有効という保証はないけれども．

17 サケットがEBMを定義したとき，彼はこう言ったのだ．EBMとは「the conscientious, explicit and judicious use of current best evidence in making decisions about the care of the individual patient. It means integrating individual clinical expertise with the best available external clinical evidence from systematic research」であると．この“best available”なevidenceというのが大事である．

18 われわれは真実を掴み取ることができない．しかし，真実にできるだけ近づくことはできる．それがbest available evidenceだ．帰納法が正しいという証明はできないけれども，他にベターな選択肢がない場合は，その選択肢が（さしあたり）ベストな選択肢なのだ．もしかしたら，その評価が未来の臨床研究でひっくり返される運命にあったとしても，だ．早期目標指向型治療（early goal directed therapy，EGDT）が一世を風靡し，やがてその優位性が未来の研究によって否定されたときのように〔もっとも，EGDTの（他の治療法に対する）「優位性」が否定されただけで，EGDTそのものが「無価値」という意味ではないのだが〕．

19 さあ，回りくどい経路をとったが（as usual），結論だ．欧米の臨床研究は日本人にだって援用できる．他にベターなエビデンスがなければ．少なくとも，それは細胞の実験やマウスの実験や机上の空論や「どこかの偉い先生」の主張よりは妥当性の高い，“best available evidence”だ．

20 日本人を対象とした臨床試験で，そのエビデンスをリプロデュースする必要はあるか．それは，コストと利益のバランスが決定する．たとえば，特定の治療薬と日本人固有の遺伝子が深く関係している，というデータがあれば，日本人を対象とした臨床試験の実施は正当化されるであろう．

21 しかし，臨床試験を繰り返すリスクも忘れてはならない．被験者への心身への影響や，金銭的・時間的コストを正当化できるかは考えねばならない．治療効果はかなり明らかなのに，再度プラセボ（あるいは劣っている治療）群を設定することが倫理的に許容されるかも十分に検討せねばならない．

22 そういった懸念を鑑みてもなお「日本発のエビデンス」が必要な場合にのみ，日本人を対象とした臨床試験は正当化される．しかし，少なくとも「海外の試験は必ず日本で追試しないとダメ」と決めつけてはならない．

23 最悪なのは，「やったふり」だ．添付文書の適応拡大のために，とても治療効果や安全性を検証できない少人数を対象とした臨床試験が行われることがある．被験者を危険に晒してまで「意味のない」臨床試験をやってはならない．

慈英伊出男

もがみじょーじ

Ouch!
欧米か!

倫理委員会はこのような研究計画書を通してはならないのだ．しかし，臨床試験もやったふり，倫理委員会もやったふり，という形式主義は日本の医学界において普遍的だ．COVID-19のワクチンを承認するのに日本で用いた被験者は百人規模にすぎなかった．「やった感」を出す以上の臨床データは得られまい．

Bullshit!
ヴィッセル
また負けた
欧米か!

Oh My God!
カケもモリもしらん
だから欧米か!?

気にいらーん! ちゃぶ台ひっくり返しだー
日本か!

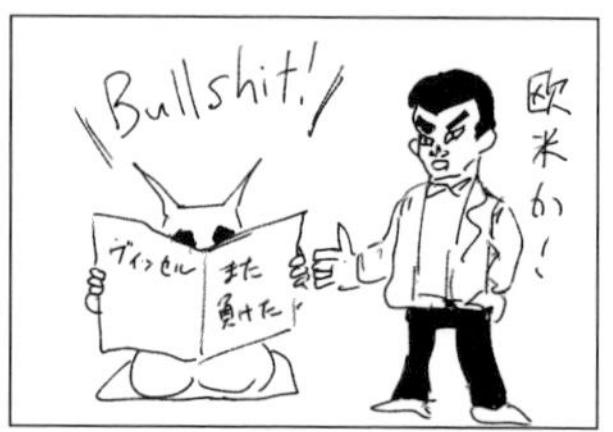

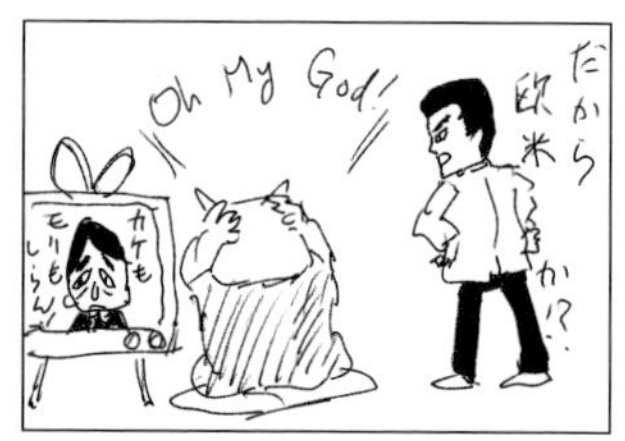

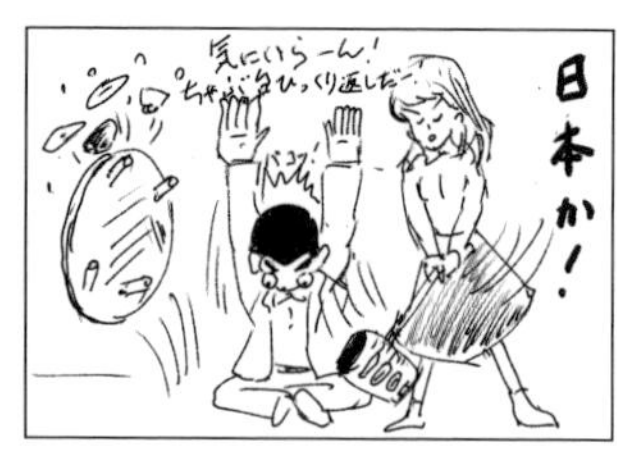

24 形式主義を廃し，本質で勝負しないと，日本の臨床試験も臨床現場もよくならない．このことは形式主義にどっぷり浸かった厚生労働省，PMDA（独立行政法人　医薬品医療機器総合機構），製薬メーカーおよび彼らといっしょに臨床研究した「ふり」をしている研究者たちに，強く苦言を呈したい．

25 10年くらい前までは「欧米ではこうなっている」，「ここは日本だ，欧米は関係ない」といった不毛な議論を学術集会（学会）などでよく耳にした．どちらもまったく「ナンセンス」な言説だ．欧米でやっていることがなぜ日本でも取り入れられねばならないのか，が示されなければ意味がないし，欧米でやっていることをなぜ日本で取り入れてはいけないのか，が示されねばやはり意味がないからだ．日本の学会にはロジカル・シンキングが欠けており，理性的で理論的な議論ができていなかった．今もできていない．しかし，徐々にではあるが，「欧米では」，「ここは日本だ」的不毛な議論は減ってきているように思う．「証拠は探さないけど，正しいに決まっている」といった妄言を堂々と記者会見で述べるどこぞの国の官房長官よりはずっとましになっている．日本の感染症界の未来は明るいのではあるまいか．もちろん，それは「欧米化」のことではな

JCOPY 498-02138

いのだけれど.

【参考文献】

1）毎日新聞ニュースサイト. 2017年5月20日. https://mainichi.jp/articles/20170520/k00/00e/040/208000c（Accessed 2021/3/10)）

第5回　形式化

1 よく知られているように，インフェクションコントロール・ドクター（ICD）認定制度は「ザル」である．3回レクチャーを聴けばとれる資格だ．いや，聴いていなくても（寝ていても）とれる資格だ．

2 本稿を執筆しているとき，ICD制度協議会はICD講習会のルールを変更した．平成30年4月より，「遅刻・早退の場合，単位は付与しない」ことにしたのだという[1)]．

3 ICD講習会では一定時間が過ぎると退出しても単位がもらえる．その時間がくれば演者が喋っている間でもゾロゾロと人が出ていく．確かに演者としてはいたたまれない思いであろう．このルール変更自体が悪いとは必ずしも思わない．

4 しかし，どうせ制度の改善をするのであればもう少し本質的なところから詰めるべきではなかろうか．

5 遅刻・早退を認めないのは，あくまでも演者目線のシステム変更である．しかし，本当に大切なのは受講者目線のシステム変更だ．

6 ICD といってもいろんな人がいる．3 回レクチャーを聴いただけで（あるいは聴かずに寝ていても）ICD になった，感染症の訓練も実務もない医者は「素人」のレベルといってよい．一方，きちんとトレーニングを受け，経験も積み，感染管理の実務を十二分に行い，研究や教科書の執筆まで行っている「玄人」もいる．そもそも，両者に同じレクチャーを聞かせるのが無理筋だ．そのレクチャーは，前者にとって「ちんぷんかんぷん」な話になるか，後者にとって「陳腐な話」になるかのいずれかになるだろう．まあ，後者になることが多い．

7 はっきり言おう．ぼくにとって ICD 講習会は退屈だ．内容は陳腐でわかりきったことばかりだし，ときに間違っていることすらある．聴いていていたたまれなくなる．だから，退出してよい時間がきたら，すぐに退出したくなるのも無理はないとすら思う．実際，ぼくも退出可能な時間になったらさっさと出ていく．聴き続ける意義を感じないからだ．

8 ゾロゾロと人が出ていくのは，聴く側のマナーの問題だ，という指摘は必ずしも間違いではない．しかし，ゾロゾロと退出したくなるようなレベルの低い内容や喋りであれば，しようがないではないか．寄席で客が立ち去るのは客のせいではない．演者のせいだ．

9 であれば，ICD 制度協議会がやるべきは「途中退出は認めん」という小学生を相手にするような対応ではあるまい．途中退出したくなくなるようなコンテンツの充実こそが最優先だ．本末転倒なのだ．

10 すでに述べたように，コンテンツが陳腐になるのは演者の話術のせいばかりではない．素人と玄人に同じ話をしなければならない構造的な問題だ．「寿限無」しかわからない素人と,「芝浜」のような大ネタを期待する擦れっ枯らしの客を同時に満足させるのは大変だ(ただし,それができてこその名人であり,現代なら柳家小三治あたりは素人と玄人を同時に満足させるであろう).

11 であれば,学会附属のプログラムに皆を集めるのではなく,e-learningのようにして難易度の異なるコンテンツを自由に選ばせたほうがずっと実際的だ.各ICDの(それぞれ異なる)ニーズも満足させるし,レベルアップにも有用だ.現在のICD講習会は学会に紐づけされた,多くの人に遅くまで学会会場に居続けることを強いる存在でしかない.そっちが本当の目的なんじゃないか,と勘ぐりたくなるくらい.

12 ICD制度協議会は本来,ICDのレベルをいかに上げるか,を目的とし,その目的から逆算して手段を考えるべきである.しかし,そもそもICD制度そのものが形骸化しており,ICDは感染管理の能力を担保できていない.最初から躓(つまず)いているから,形式主義にならざるを得ない.だから,小学生を諭すように「途中退出するな」みたいなつまんないことを言わざるを得なくなるのだ.

13 同じような陥穽(かんせい)に陥っているのが「指導医講習会」だ.このことはあちこちで何度も批判しているが,指導医講習会は16時間という規定があり,この長さをクリアしなければ修了したことにならない.はじめに16時間ありきで,コンテンツが陳腐で退屈で苦痛であっても顧慮(こりょ)されない.だから指導医講習会は「苦行」とか「監禁」とか「サティアンでの洗脳」と揶揄されるのだ.その口で「成人学習理論」とか言うから,呆れ返ってものも言えない.散々,受講者を小学生扱いしといてよく言うぜ.

14 忙しい臨床医に行うならば,e-learningで30分ずつでも全項目クリアさせればそれでよいはずだ.スピードラーナーなら短時間でクリアできるはずだし,そうすればよい.そもそも「16時間」という時間は,本質的には意味がないのだから.

15 厚生労働省が指導医講習会に求めているのは質の高い指導医の養成ではない.16時間という苦行を医師に強制することで「どっちのほうが上の立場か」

を医療現場に見せつけ，隷属を強いることにある．だから，指導医講習会は退屈で苦痛であるほど厚労省と取り巻きの医学教育関係者たちの（隠れた）欲望を満足させるのだ．

16 このような本質と形式の顛倒（てんとう）は日本社会，とりわけ医療界で普遍的だ．ルールのためのルール，会議のための会議，形式のための形式があちこちに流布している．

17 以前，厚労省は感染防止対策加算について，「感染制御チームによる院内巡回を“構成員全員で行う”こと，そして各病棟を毎回巡回し，病棟以外の全部署を毎月巡回すること」を義務づけた．

18 ぼくらは即座に厚労省を批判した．幼稚園児のサッカーではあるまいし，全員が同じ場所をグルグル回るなど，非効率極まりないからである．むしろ皆がバラバラに異なる業務をし，分散し，分業したほうが作業効率はずっとよい．

19 作業効率を「わざと」落とさせてまで汗をかかせる．ひたすらボールが飛ぶ方に走り回らせる「幼稚園児のサッカー」は，「試合に勝つ」という目的を見失い，「厚労省のために汗をかけばご褒美をもらえる」という隷属関係しか作らない．

20 非効率になった感染管理業務を遂行する方法は2つしかない．残業するか，仕事の質を落としてやっつけ仕事をするかである．前者は，厚生労働省の「労働省」たる存在意義と抵触する．必要ない残業を厚労省が強いるなんて本末転倒も甚だしい．後者に至っては言うまでもなくバカバカしい帰結としか言いようがない．

21 これは官僚たちの隠れた欲望だ．官僚たちも自分たちがそう思っているという自覚すらないはずだ．官僚は基本的に善良で正義感にあふれた人物が多いが，権威主義，権力志向が強いのもまた事実だ．上下関係の確認，自分たちがいかに「上から目線」で人を見下すことができるか，という確認のためには懸命に努力する悪癖がある．そして，（彼ら自身の正義感故に）「今，上から目線で人を見下そうとしてたやろ」と指摘すると，憤慨するか，恥じ入るのである．若干複雑で捻くれた思考プロセスであるが，典型的な思考プロセスでもある．

22 昔は，このような指摘を官僚にすれば憤慨され，しばしば仕返しされた．しかし，最近は官僚も自分を相対化して観察することができる人物が若手の間では増えている．かの感染防止対策加算についても「構成員全員での巡回」の義務化は撤回された．よいことだ．間違えるのは人の常（to err is human）．間違えること「そのもの」はさしたる問題ではない．大切なのは，間違いの指摘を聞き入れる耳，度量，そして改めることを躊躇しない勇気である．間違いを素直に認める官僚をみると，日本の役人も捨てたもんじゃないと思う．もっとも，「記録は破棄した」，「記憶にはない」を連呼する役人どもをみると，やっぱダメかいな，とも思うけれども．

23 神戸大学病院では感染管理の義務づけられたレクチャーを行っているが，夕刻の勤務時間後に行っている．その時間じゃなければ人が集まらないからだが，最近ではテクノロジーを駆使して録画したe-learningを提供している．ぼくは勤務時間外にレクチャーを聴くほど勤勉ではないので，常にe-learningを活用しているが，近畿厚生局は「できるだけライブでレクチャーを聴くよう」指導しているという．理由は「質問などができないから」なのだそうだが，いかにもバカバカしい言い訳だ．ライブのレクチャーでも質問はほぼ皆無だし（時間延長になるからみんなに恨まれる），本当に質問したければ，演者は院内にいるのだから電話するなり，メールするなりすればよいだけの話だ．近畿厚生局が求めているのは，「苦労して，遅くまで残ってわれわれに傅（かしず）いていろ」という「上から目線」ビームだ．ぼくにはそんなビームは痛くも痒くもないから，ライブでレクチャーなんぞ聴かない．家に帰って夕食を作っていたほうがはるかに意義深い時間の使い方だ．ぼくは厚労省のどんな役人よりも労働時間の効率性については厳しい観念を持っている．正当な理由のない，無駄な残業は願い下げだ．

24 目的を見失い，形式と手段が目的と顛倒し，汗かきべそかき苦しみ抜いて，「上から目線」野郎たちに隷属を強いられるのが「正しい」医療環境だと勘違いされている．そんな自虐的な世界観とはきっぱり決別せねばならない．そして，問い続けなければならないのだ．「その行為に意味はあるのか．意味があるとすれば，それはどんな意味なのか」と．

25 自分の主人は自分だけである．誰の奴隷にもなってはならない．そう説いたのは故ネルソン・マンデラだ．I am the master of my fate, I am the captain of my soul──とマンデラは言った．自分の運命を決めるのは自分自身だ，自分の魂を操るのは自分自身だ．不当な理由で何十年も独房生活を強いられ，肌が黒いことを理由に差別され続けたマンデラであったが，その魂だけは誰にも自由にされなかった．われわれ感染症屋たちも，マンデラほどの強靭な魂とまではいわないまでも，誰にも隷属せず，自分の主体性くらい，自分自身で守るべきなのだ．

26 その形式化の最たるものが，書類仕事，とくに感染症界隈で多いのが届出業務である．

27 感染症法の１類から５類まですべて暗記している人は役人的な「知能」を持っている．が，これを「知性」とは言わない．知性とは，「感染症の１類から５類の分類って，全然科学的整合性ないよね」と看破できる能力のことをいう．

28 オランダにも届出感染症はあるが，それは「届け出ることによってなんらかの対策が立てられるもの」に限定されている．だから，オランダでは梅毒は届出対象ではないという．本質的に性感染症は公衆衛生的な対策が立てられない，あるいは立てにくいものだからなのだとか（拙著『オランダには何故MRSAがいないのか？─差異と同一性を巡る旅』中外医学社，2008年，参照）．

29 翻って日本である．梅毒は届出対象だが，「なぜ」届け出るのか，届け出ると何が起きるのかはちっともわからない．疫学的な情報がほしいのなら，レセプトデータから吸い上げればよいだけの話だ．多忙な医者が書類を書いて保健所に届け出る「意味」がわからない．ま，ぶっちゃけて言えば，意味なんてない．要はここでも保健所と医者の上下関係らしきものが醸成されるだけだ．

慈英伊出男

もがみぢょーじ
形式
ハンコ押してね 規則だし
ここと ここと ここ

零式
出てる映画が違うだろー!!

博識
ガチョーン
何でも知ってるよ

百式
まだだ まだだ
いや もう終わってるね?

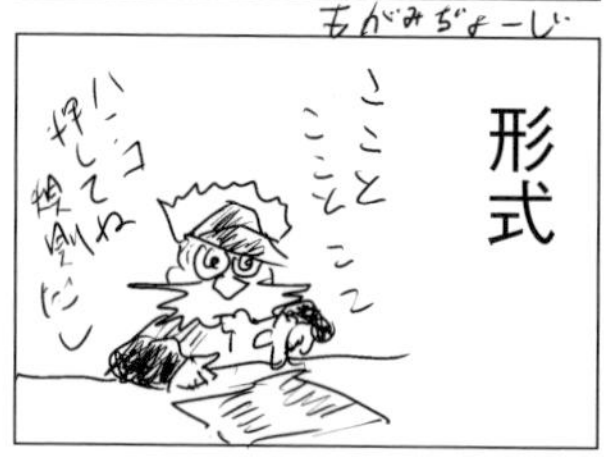

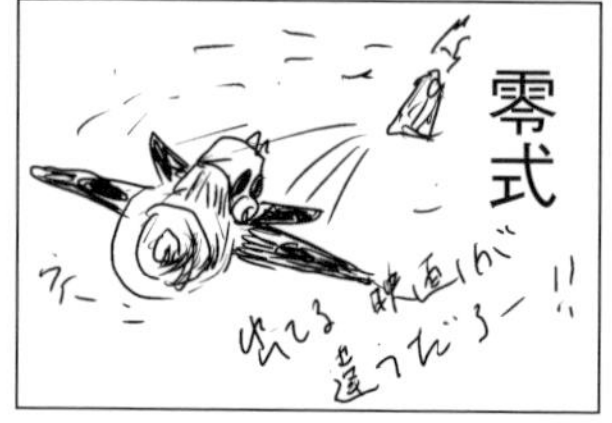

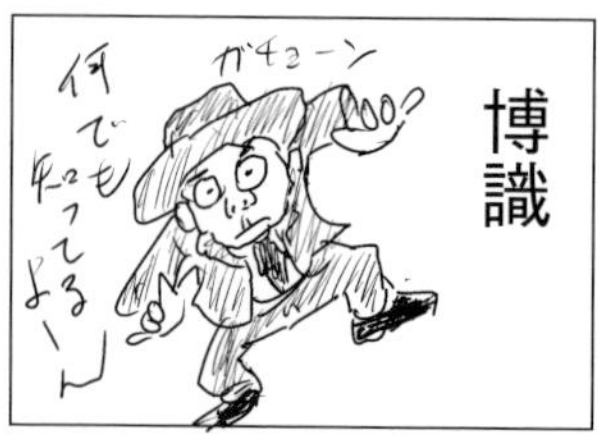

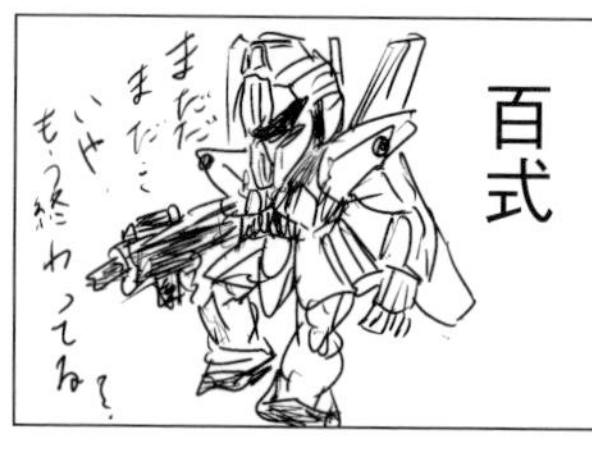

そして梅毒は減らない.

30 食品衛生法におけるアニサキスの報告もそうだ. 報告させるくらいなら, 冷凍を奨励して最初から抜本的な対策を取ればよいのである. アニサキスの報告は毎年100例前後で, レセプトデータの7,000例を大きく下回る. 医師もバカバカしいから届け出るのをつい忘れてしまうのだ. 実態を把握できない届出制度に何の意味があろうか.

31 HIV感染症およびその合併症の自立支援制度の届出も無駄が多い. あれは身体障害者の届出を出してから出すのだが, 同じデータを何度も書かねばならずムダである. さらに毎年更新して同じことを書き直さねばならぬのもムダだ. HIV感染者の治療方針なんて今や決まりきっているのであり, 毎度毎度「抗レトロウイルス療法」とすべての患者に毎年書き直すのは愚かとしか言いようがない.

32 このような形式的な書類を全廃しても日本の医療の質は1ミリも低下しない. 医者は仕事が減るし, 書類を受ける役所も仕事が減っていいことばかりだ. 空いた時間で抗菌薬適正使用プログラムなんかに邁進すれば, 日本の感染症界もすこしはましになるだろう.

【参考文献】

1） ICD制度協議会. 講習会概要. http://www.icdjc.jp/kosyukai.html(Accessed 2021/3/10)

JCOPY 498-02138

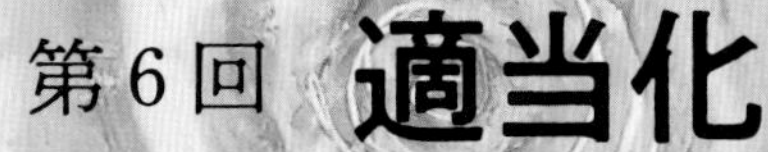

第6回 適当化

1 脳科学に関する数々の名著で有名な池谷裕二先生の『パパは脳研究者』(クレヨンハウス，2017年）が面白い．

2 ちなみに本書はクレヨンハウスの月刊誌『クーヨン』の連載を単行本化したものなのだそうだ．『クーヨン』は「オーガニック系育児雑誌」という異名を持っているそうだが，反ワクチン派とよばれる非科学的な主張をする人たち（医師含む）の原稿が掲載されていたりして，怪しくて痛い雑誌という認識しかなかった〔たとえば，執筆者のひとりのブログを参照されたい．https://ameblo.jp/rutorl/theme3-10091087324.html（Accessed 2021/3/10)〕．

3 そんなわけで，雑誌という媒体もひとくくりに「良い」「悪い」と断定できない難しさを孕んでいる．物事の是非は各論的に議論しなければならないというわけだ．ある雑誌といっても記事によって執筆者は異なり，良いものとそうでないものがある．いや，同じ執筆者であっても，ちゃんとした文章のこともあれば，そうでないこともある．それなのにわれわれはしばしば「〇〇に書いてあることは全部デタラメだ」とか「××はインチキなんとか学者でその言っていることはすべて間違い」のように「コト」の問題をヒトとか媒体全体の全否定につなげてしまう．これが過度の一般化である．優秀な研修医の言うことだっていつも正しいとは限らず，そうでない研修医だって常にデタラメなわけではない．ヒトとコトの分別はきわめて重要だ．朝日新聞を全否定する人や，産経新聞を全否定する人をときどき見かけるが，両者は同じ根拠で間違っている．新聞をテレビや雑誌のような別メディアにしたっていいし，SNS についても同様だ．

4 さて，一般化の話はすでに第3回でやったのでこのくらいにして，今回は「適当化」の話である．

5 池谷先生の『パパは脳研究者』(なんか昔のトレンディドラマのタイトルみたいだ)によると，正確すぎる記憶力は実用性が低いのだそうだ．ある程度，適当で，いい加減で，あいまいでかつノロいくらいのほうがよいらしい．

6 「鶏は三歩歩くと忘れる」とか「百舌(もず)の早贄」といって，トリアタマは忘れっぽいの代名詞だ．百舌の早贄というのはモズが捕えた獲物をどこかに置いておくと，保管したことをモズが忘れてしまうことなのだとか．ぼくも最近「百舌の早贄」傾向があるため，いただき物をしたときなどはできるだけ早く食することにしている．「もったいないからあとでゆっくり」とか思っていると，賞味期限を数年も過ぎた「超熟成の何か」になってしまいかねない．

7 ところが，池谷先生によるとこの「トリの頭は記憶力が悪い」はまったくの誤解であり，実は鳥類の記憶力はものすごく良いらしいのだ．イワタとは違うのだ．というより，鳥の場合は記憶力が良すぎることが，アダになっているのだという．

8 われわれが手描きでざざっと丸とか三角形を描き，あとで「さっき見せた図形，描いてみてよ」といえば，ざざっと丸とか三角形を描く．人間の記憶力だ．長谷川式や MMSE といった認知症の診断ツールも，こういう記憶力を吟味していることがよくわかる．

JCOPY 498-02138

9 ところが，鳥類は「とても」記憶力が良いため，ざざっと描いた丸の凹みや歪みまで正確に記憶してしまうのだという．さらに，別の人が描いた別の「ざざっと」した丸とは「別物」と認識してしまうのだそうだ．そこにはわずかな凹みや歪みの違いがあるからだ．人間が「その程度の違いはほうっておいてもよい」とあいまいに流してしまうような細かい違いを，モズは看過しない．モズが餌の置き場所を「忘れて」しまうのは，記憶から消去されてしまうのではなく，前の記憶が正確すぎて，たとえば風などで移動した枝や葉っぱのために記憶したものと目の前の餌の置き場所が一致しない．そういうことなのだそうだ．

10 3歳と6歳の娘たちを見ていると恐ろしく正確な記憶力に舌を巻くが，池谷先生に言わせればそういう正確な記憶力は実は未熟な記憶力なのだそうだ．小さい子どもはまだ想像力が乏しいので（通俗的には子どもは想像力が豊かと考えがちだが，脳科学的には逆らしい），見たまんまをそのまま記憶し，応用が利かない．正面から見た人の顔は，正面像しか記憶できず，側面像を「想像できない」．だから正面から見た人物の側面像を見ても，同じ人物とは認識できない．そして，成長するにしたがって両者のすり合わせを行うのだ．子どもたちが大きくなってくると，目の前の人物が三つ編みにしようがサングラスをしていようが，服装を変えたとしてもその人物として同定できる．曖昧な記憶力が同定能力を高めるのだ．

11 曖昧な記憶力が同定能力を高める．ここまで読んで，ぼくはわが意を得たりの思いで膝を打ったのだった．

12 診断をするときにも大事なのは疾患ゲシュタルトの「ふわふわさ加減」である．ここで躓（つまず）く後期研修医は多い．

13 よくあるのが，安易な，なんとかは否定的です，の使用だ．「○○なので××は否定的です」というコメントをしれっと言ってしまう．診断除外の根拠が弱いのだ．

14 経験主義と正確な記憶は相性が悪い．比較的少ない症例数，かつ過度なまでに正確な記憶だと「こんなに高いLDHならなんとか病に違いない」とか「CRPがこれくらいならかんとか病な訳がない」みたいな誤謬にはまり込みがちだ．

15 特に感度の低い検査で疾患を否定するというシンプルな誤謬は問題だ．ぼくはこれまで，JAMAやマクギー的な感度，特異度問題に落とし込み，いわゆるEBM的なアプローチでこの問題を克服したいと思っていた．でも，どうも感度，特異度的な説明だけでは腑に落ちない人も多いらしく，ナットクいってくれない研修医も多かった．ナットクいかないというのは頑固な気質を表現している．正確な記憶力，乏しい経験，頑固な気質が重なると，わりと研修医には多いタイプだけれど，ふわふわな疾患の雲をイメージできなくなり，そして誤診してしまうのだ．

16 これを回避するのは簡単で，この真逆を行けばよいのである．もちろん，臨床経験そのものを急にリッチにすることはできないので，こちらはゆっくりやっていくしかない．しかし，記憶をやや曖昧にし，ぼんやりとさせ，想像力を豊かにし，そして自分の経験を過信しない柔軟さを身につければ診断問題はかなりましになると思う．ここで躓くケースはよく見るし，なかなか克服に苦労している研修医が多いので，敢えてここで申し上げてみる．ふわふわ．

17 木を見て森を見ずというのも記憶力の正確さが突出しているときに犯しがちな問題だ．ミクロスコピックな情報に注目しすぎて大局観を見失ってしまうのだ．虫の目，鳥の目とよく言うが，医者は，そして感染症屋はどうしても虫の目を持ちがちだ．もちろん，虫の目なんて持ってもかまわないんだけど，鳥の目も持って，微視的な視点と巨視的な視点を行ったり来たりするのが大切だ．トリのアタマはだめでも，目は大事ってことだ．もともと日本の教育は暗記に重きを置きすぎているきらいがあり，物事の本質とか，大枠とかを捉える教育が苦手である（そして，試験ではたいてい，重箱の隅つつき的な瑣末な内容を問われるので，この瑣末で細かいところに必死で，暗記体質に拍車がかかる）．

18 時間の把握にもセンスが必要だ．どのくらいのスパンでどのデータが動いているのか．それは波打つデータの微視的な波の部分を見ているだけなのか，それとも大きなスパンのトレンドを見ているのか．

19 CRP が 8 から 9 になった，9 から 8 になったと一喜一憂するのがこのパターンで，これは微視的になりすぎて大きなトレンドを見逃してしまっている．

20 つまるところ患者の把握で大事なことはひとつしかない．よくなっているか，悪くなっているか，どちらでもないかの判断だ．この判断が正確になされていれば，正しい対応が可能となる．ここでしくじると，すべてしくじる．よって CRP の微細な動きが患者の様態にマッチしているのか，マッチしていないのかの判断，ミクロな揺れを見ているのか，大きなトレンドを見ているのかの判断はきわめて大事である．

21 ざっくりと記憶を捨象できると大きなトレンドを把握しやすくなる．ぶっちゃけ，CRP のコンマ以下の数字などどうでもよいのだ．これがカリウムやクレアチニンだと「どうでもよくない数字」になる．デジタルカメラのようにすべてを細かい画素で記録するのではなく，明示的なものとぼんやりとしたところをめりはりをつけて対比させるのが重要だ．めりはり．

22 たとえば，呼吸数．呼吸数はつまるところ，速いか，そうでないかが把握できれば十分だ．臨床的にはこれに尽きる．呼吸数が遅いことにも意味はあるが，臨床判断上これが問題になることは……少なくとも診断と治療という観点から問題になることは少ない．また，血圧や脈拍数と異なり，呼吸数はトレンドを見る必要はない．呼吸数が 24 から 26 になったからといってそれは何かの状態の増悪を見ているとは限らない．酸素，代謝，疼痛，恐怖……たくさんの要素が呼吸数に影響する．呼吸数が 7 日間かけてだんだん速くなるとか，遅くなるといったトレンドを追いかけることは稀である．その場その場で速いかそうでないかを判断できれば十分なのである．このようなざっくりした捨象が重要なのだ．

23 捨象とはデフォルメのことである．事象の一番の特徴を際立たせ，その特徴のみに注目し，些細で忘れていいことは忘れてしまう．忘れることができないから，重要なものがスタンドアウトしてこない．大切なのは，デフォルメ力であり，精緻な写実能力ではない．

24 抗菌薬使用期間も漠然としていてわかりにくい領域だ．エビデンスは乏しい．大事なのは長いか，短いかをちゃんと理解することだ．正直，4 週間の治療と 6 週間の治療と 8 週間の治療にどのくらい本質的な違いがあるのかはぼくにはよくわからない．わからないから，議論してもしょうがないと思うが，ここがホットな議論になってしまうと，大切なところが捨象されてしまうオタク的な議論になってしまう．そういえば，オタクも些事に拘泥しやすいところがピットフォールなのだ．感染症屋にはオタク体質が多いので，ここも注意しなければいけない点だ．

25 薬剤耐性メカニズムにも，とても大切なところと「さして大切でもないこと」がある．しかし，これらの濃淡をつけず，すべての情報を暗記すべき情報と扱いだす記憶力の良さが先鋭化すると，やや頓珍漢な臨床判断が生まれることがある．なんとかいう遺伝子の突然変異の可能性を考え，にょろにょろにょろ……というプレゼンを聞くと，その可能性は臨床的にレレバントなのか？　それとも単なる情報……学会やカンファレンスでマニアが盛り上がるようなホットな話題にすぎないのか……と問いたくなってくる．ホット・ディベートなテーマであっても，患者にレレバントであるとは限らない．いや，

JCOPY 498-02138

ホットである事象はたいてい稀な事象なので，一般化できる問題でないことが多い．たとえば，イミペネムとメロペネムとパニペネムとドリペネムの違いで，臨床判断に大きな影響を与えうるような違いは片手で数えるほどしかない．細かい違いは気にする必要のない，忘れてしまっても大過ない違いである．それを暗記して日本一カルバペネムに詳しい男（あるいは女）になったからといって，それはカルバペネムの使い方が上手になることを意味しないし，おそらくは下手になる可能性のほうが高いだろう．

26 木を見て森を見ないという誤謬を回避するためにも，ミクロスコピックに正確な記憶に頼りすぎないほうがよい．このことはもちろん，記憶しなくてよい，という意味ではまったくない．勉強しなくてよい，ということでもない．

27 勉強は必要だ．しかし，その勉強からコアとなるざっくりした本質を抽出してさえいれば，瑣末なことに拘泥する必要はない，という意味である．もちろん，拘泥しないことと無勉強とは意味が異なる．経験豊富なベテランがまったく無勉強なのは，経験不足を勉強で補おうと頑張る若手医師よりも始末に負えない．勉強し続けないベテラン医師が，若手医師よりも（患者の）予後が悪いことは近年臨床研究で示されており[1)]，それはわれわれの直感や観察とも見事に合致する．

28 勉強の際に，常に臨床的な眼差しとレレバンスを加味すること．「So what?」という質問を常にし続けることが大切だ．

29 いずれにしても，細かな違いを捨象して，大雑把な共通項を見出す能力，折口信夫の言った「類化性能」は医者のようなミクロスコピックな頭脳では発動しにくい．「別化性能」のほうがついつい強くなってしまう．なので，細かな違いを見出す努力よりも，大雑把な共通点を探しに行く努力を意識的にしたほうが認識作業のバランスはよりよくとられることであろう．

慈英伊出男

もがみぢょーじ

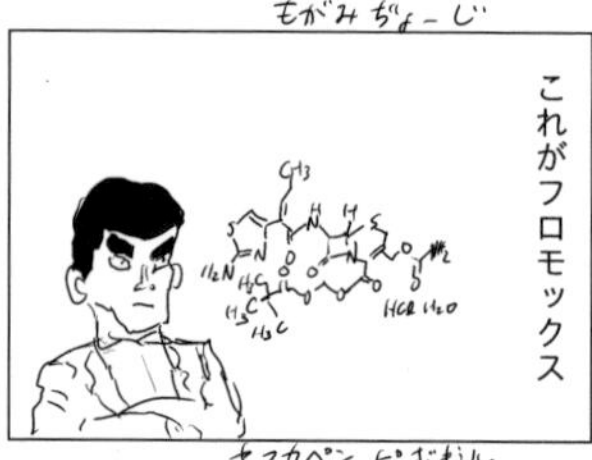

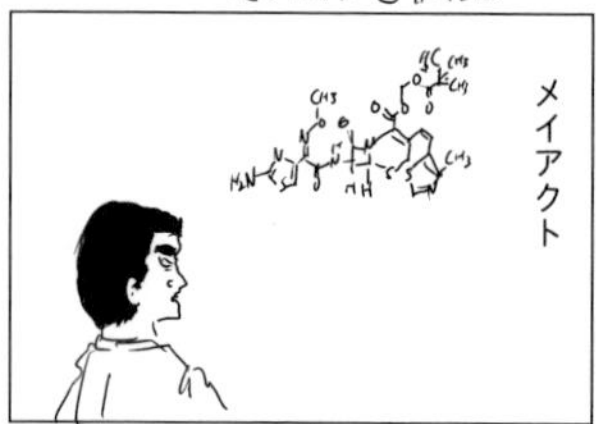

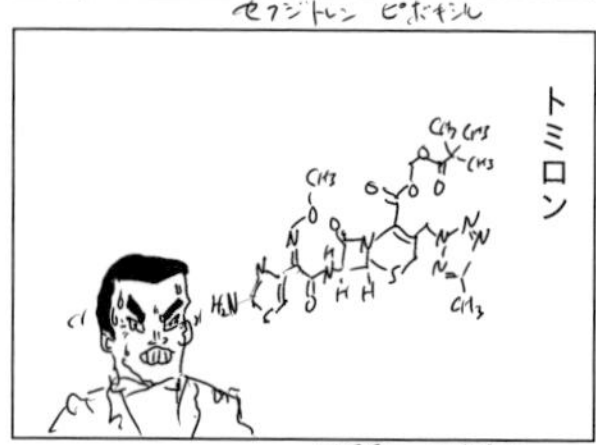

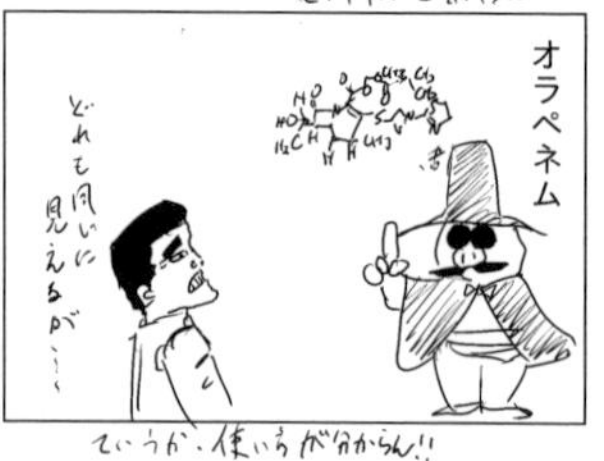

30 その先にあるのはセクトとかセクションに区分けしていくわれわれの営為がまあ，だいたいナンセンスである，というより大きな話になっていくのだが，この話は今はいいので，今回はここらでおしまい．ふわふわ．

【参考文献】

1） Tsugawa Y, Newhouse JP, Zaslavsky AM, et al. Physician age and outcomes in elderly patients in hospital in the US : observational study. BMJ. 2017 ; 357 : j1797.

JCOPY 498-02138

第7回　形骸化

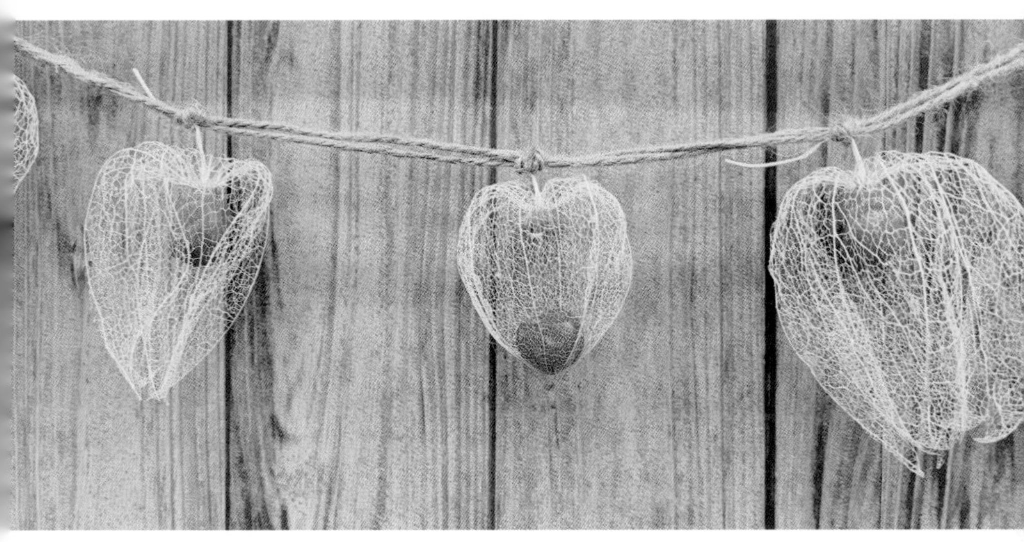

1　雑誌連載においてなんといっても怖いのが「形骸化」だ．つまりはマンネリである．

2　繰り返すことがマンネリなのではない．古典芸能の能，狂言，文楽，歌舞伎，そして落語などはみな同じことの繰り返しだ．能とか神楽では，バックに流れる音の単調さ，リズムの繰り返しが高揚感すら生む．「序破急」というやつだ．この話は石見神楽と16ビートの特徴として，拙著『サルバルサン戦記』でも説明したことがある．

3　マンネリ，すなわちmannerismの語源を調べると，案外わからない．ぼくは通常小学館の『ランダムハウス英和大辞典第2版』を使って英語の語源を調べる．今はスマホのアプリになっているのでとても便利だが，紙版を手で抱えるとてもでかくて重いこの大著ならばたいていの英単語の語源が詳しく載っている．

4 が，mannerism は語源「1803」と初出の年が書いてあるだけで，何の説明もない．ネットで調べるとどうも manner からの派生語みたいだ〔http://www.dictionary.com/browse/mannerism（Accessed 2021/3/10）〕．ネット社会は良い社会だ．ちなみに mannerism は「マ」にアクセントがあり，「マ」ネリズムのように読む．mǽnərìzm．http://en.hatsuon.info/word/mannerism（Accessed 2021/3/10）に行けば音を再生できる．ネット社会は良い社会だ．

5 mannerism には実はたくさんの意味がある．

1 （言動などの）癖，特徴；（芸術・文学・演説などの）型にはまった手法，マンネリズム

←これがぼくらがよく言う「マンネリ」．

2 （特殊な様式・態度などへ）強く固執すること；（様式の）凝りすぎ，気取りすぎ；わざとらしさ，不自然さ

←これはスノッブな態度というか，そういうニュアンスだ．

3 16 世紀にヨーロッパ，特にイタリアで発達したルネサンスからバロックへの過渡期の様式；複雑な遠近画法，形態の過度の伸長，人物の不自然な姿勢，強い色彩などが特徴

←いわゆるマニエリスム．これはエル・グレコなどが代表とされるが，イマ的に言うならばまさに「ジョジョ」であろう．

4 気取りの多い凝った文体を特徴とする作品傾向；異端・奇想などを強調

←これはまさに本連載であり，筆者自身である．マンネリ岩田とペンネーム変えようかしら．

5 ｛医学｝衒奇症状：分裂病患者，特に緊張病患者の奇妙な行為｛態度｝

←1994 年に出た「ランダムハウス」ではまだ「分裂病」を用いている．若い読者のために蛇足を承知で申し上げるとこれは現在の「統合失調症」のことだ．今でも医学用語として通用するかは，知らない．

とまあ，さまざまであり，安易に mannerism なんて使うと思わぬ誤解を生んでしまいそうである.

6 もちろん，カタカナの「マンネリ」が英語の語源を忠実に守っているわけではない.「アルバイト（バイト）」の語源はドイツ語の Arbeit で，これは「仕事」という意味だ.

7 『大辞林』（三省堂）では「マンネリ」は「マンネリズムの略」とあり，「マンネリズム」をひくと，

思考・行動・表現などが型にはまり，新鮮さや独創性がなくなること.

とある．これがわれわれの使うところの「マンネリ」だ.

8 能や神楽での繰り返しは，繰り返しそのものが高揚感を生む，「狙ってやっている」繰り返しだ．古典落語も同じ話をマイナーチェンジを重ねながら，何度聞いても面白いようなやり方で演じているから，「マンネリ」とは言えない.

9 ぼくは一時期，医学雑誌からの原稿依頼をほとんどすべて断っていた時期がある．今もたいてい断っており，監修者が沖縄県立中部病院の先輩だったりしない限り，お断りしている（OCH には体育会系の鉄の結束があるので，上の命令……依頼……は断れない）.

10 理由は経済効率とマンネリだ．PubMed に収載されない日本の医学雑誌の賞味期限は非常に短く，多くの場合ネットから読めないので図書館の倉庫にしまい込まれてしまい，その月に読まれなければ未来永劫読まれない．これは恐ろしいリスクだ．経済効率が悪すぎる．ならば，いつまでもアマゾンで売っていて長く読んでもらえる書籍を書いたほうがずっと経済効率はよい．もちろん，単行本も絶版になればおしまいだが，電子書籍の誕生でそのリスクはずっと小さくなっている．書籍の電子化の功績は大きい．紙の本の価値とは独立し

て，大きい．

11 マンネリは医学系雑誌の宿痾である．毎度毎度似たような特集を似たような筆者がやる．感染症は領域の幅が広い分野なのでピンポイントなトピックの専門家は少ない．西ナイルとか，日本海裂頭条虫の総説を書く，となるとたいてい決まった人が執筆する運命にある．同じことを，何度も書く．ぼくも2001年以降，毎年のように炭疽菌について総説を書いていた時期があった．とにかく，特集はマンネリ化する．「敗血症特集」，「風邪特集」，「輸入感染症特集」，「抗菌薬特集」などなど．

12 これぞ，ザ・マンネリである．

13 「J-IDEO」を作るときに，いわゆる「特集」を組まないことに決めたのは，特集がマンネリと非常に親和性が高い構造を持っているからだ．巻頭の大きめの誌面は誰かが単独，単一で書く．しかし，同様のトピックをまとめて一冊の雑誌にすると「まだどこかで見た既視感たっぷりの特集」になり，その雑誌のレゾンデートルはダダ下がりしてしまう．

14 雑誌冬の時代であり，医学系であれそうでない分野であれ，とにかく雑誌の立場は悪い．「雑誌は終わった」という人すらいる．

15 しかし，そうはいっても雑誌の勢いはなかなかのものである．なるほど，「週刊少年ジャンプ」の発行部数はピーク時の3分の1以下と言われている．しかし，それでも今も毎週100万部以上売れているのだ．発行部数100万部以上の単行本がいったい年間何冊出版されるであろう．100万人以上が読むネット記事やツイートやインスタグラムがどのくらいあるというのだ．

16 ジャンプの最盛期が異常すぎたのである．当時は現在と違って娯楽も少なく，週刊マンガに皆が共同幻想を抱いてのめり込めたのだ．大晦日は紅白歌合戦を見て，正月は芸能人のかくし芸を見ていたのだ．そういう共同体は，今後一切日本には出現し得ないのだ．

17 そう考えると，これだけ社会の分断化が進み，人口が減り，価値が多様化していく社会のなかでジャンプが毎週100万部以上も売れていることのほうが奇跡的なのである．

18 では，なぜジャンプは今もそんなに人気なのか．

19 それは仕掛けの多さ．ぼくはそう考えている．

20 ジャンプに限らず，漫画はきわめて多様性に親和性が高い．スポーツ，戦い，恋愛，仕事，家族，旅行……とありとあらゆるジャンルを漫画は取り込んでいる．

21 漫画を読んでも味はわからないのだから，グルメ漫画なんて流行らなそうなものなのに，これが当たる．音が聞こえないのになぜ音楽漫画が成立するのかも冷静になって考えると不思議な話だけれど，これも当たる．経済を語り，政治を語り，国際情勢を語り，歴史を語り，イデオロギーの右も左も容易に漫画化される．

22 この多様さが漫画というジャンル全体の勢いを維持している．もちろん，個々のレベルで言えば廃刊される漫画雑誌，打ち切りとなる漫画，廃業する漫画家は星の数ほどいるかもしれないが，漫画というジャンルそのものが飽きられたためしはない．どころか，日本の漫画はすでにインターナショナルになって海外に進出，定着している．日本発信でこれだけ人気が高いものは，車と漫画（あとアニメ）以外は（もはや）存在しないのではなかろうか．

23 そこで，医学雑誌なのだが，医学雑誌の将来は暗い．すでに大多数の医学雑誌はマンネリ化しており，そのレゾンデートルを失いつつある．あってもなくてもよい存在になりつつある．安定の供給が見込めたのは図書館と医局が買ってくれていたからだが，大学の運営交付金がコンスタントに減らされ，海外の暴利を貪るパブリッシャーたちが電子ジャーナル閲覧費を信じられないレベルで釣り上げ，医局が弱体化して医局費の確保もままならない世知辛い昨今，昔のような医学雑誌殿様商売状態を維持していくことは不可能になろう．

24 つまり，つまらない雑誌を図書館は買わなくなる．医局も買わなくなる．医学雑誌も廃刊の危機にさらされているのだ．感染症系の雑誌もたいていは短命に終わっている．

25 で，「J-IDEO」だ．いったい，いつまで生き延びられるのだ，この雑誌は．言うまでもなくJ-IDEOは医学雑誌の稀有な成功者，「INTENSIVIST」(メディカル・サイエンス・インターナショナル）を強く意識している．強く意識しているがゆえに，同じ路線は歩むまいという断固たる決断もしている．では，J-IDEOはどこへ向かえばよいのか．形骸化＝マンネリを廃したままで雑誌がコンスタントなパフォーマンスを保つというビジネスモデルは果たして存在しうるのだろうか．ところで，INTENSIVISTはどちらに向かおうとしているのでしょうね……ファンとしては気になるところです．

26 答は明確ではない．しかし，ヒントはある．それは「品数と多様性の担保」である．

27 J-IDEOは感染症界隈の，どのような領域に興味があるどのようなタイプのどのようなレベルの，どのような職種であってもどれか一本は記事を読めるような仕掛けが施してある．よって，一貫性がない．アタマからオシリまで丁寧に読む方にとっては「一貫性がない」，「ごちゃごちゃしている」，「内容がかぶってる」とお叱りを受けるかもしれないが，同じコンテンツでも擦れっ枯らしのIDオタクが読むものと，ビギナーの研修医が読むものでは読ませ方が全然違うのである．どちらの読者も拒絶しないのが大事であり，ぼくが知る限り生き延びている雑誌はすべてこの「ビギナー歓迎」かつ「オタク大歓迎」なアクロバティックなスタンスを守り続けている．J-IDEOがサバイブできる必要十分条件になっているかどうかはわからないが，感染症という領域そのものが多様化している時代に，あらゆる職種，あらゆる領域を拒まないという雑食な姿勢は必要条件である．ぼくはそう考えている．

28 ときに，形骸化といえば気になるのは学会だ．学会，かなりマンネリ化してませんか？　同じ人が同じトピックを繰り返し繰り返し述べる．マイナーチェンジはされているかもしれないが，特に驚きはない．仮面ライダーとかプリキュアが好きな人は，「毎年，安定のこの内容」で満足なのかもしれないけれど，学会の未来はこのままでは危ういようにぼくには思える．これは感染症業界も，その他の業界も同様だ．少なくとも日本の学会はそうだ．

29 学会は特にオタク傾向が強いので「ビギナーお断り」になりやすい．そこで地方会で帳尻を合わせようとするわけだが，お決まりの質の低下，演題募集締切延長の慢性化，「〇〇の症例を経験した」という愚にもつかない結語の発表の連打となる．これでは悪い意味でのマンネリ化は避けられない．

30 各地で行われている各種のカンファレンスも同様だ．たとえば症例カンファレンスなども，どうしても長くやっているとマンネリ化してしまう．主催者側にも飽きがくるし，聞いているほうもかつてのフレッシュな気持ちが薄らいでくる．

31 特に，感染症領域はいろいろ改善が著しいのだ．この改善がクセモノである．

32 はっきり申し上げてぼくが日本に帰国した2004年の時点では感染症領域は黒歴史の時代であり，そこにはほとんど何もなかった．だからこそ，ここを直そう，あそこがけしからんと必死に訴える価値もあった．

33 では現在日本感染症界に瑕疵はないかというと，もちろんそんなことはない．たとえばワクチン，たとえば抗菌薬，たとえば検査，たとえば教育．問題だらけだ．

34 しかし，そこにかつてのようなフレッシュな気持ちを駆り立てることができるか？　そこが問題である．何年言ってもよくならないワクチン行政とかで，疲れてしまい，絶望してしまっているのだろうか？　おれは．

35 いや，まだだ．まだ終わらんよ．この連載もね．

慈英伊出男

もがみぢょーじ

漫画化されていない
ジャンルって、、、まだあるのかな。

落語、、、？
いろいろあるわよ
「落語心中」大人気!!

歌舞伎、、、？
あるある。「かぶく者」とか、、、
不自然に打切り絶版してるけど…

やっぱこれか？
これは、まだかもね、、、

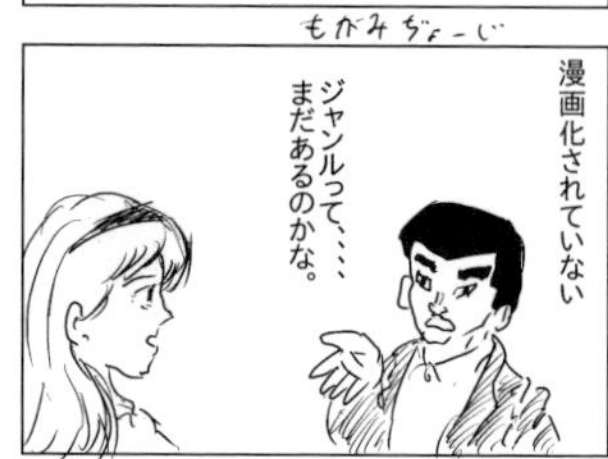

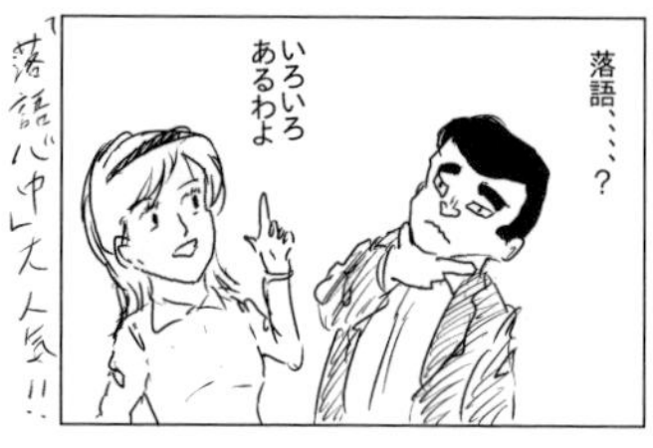

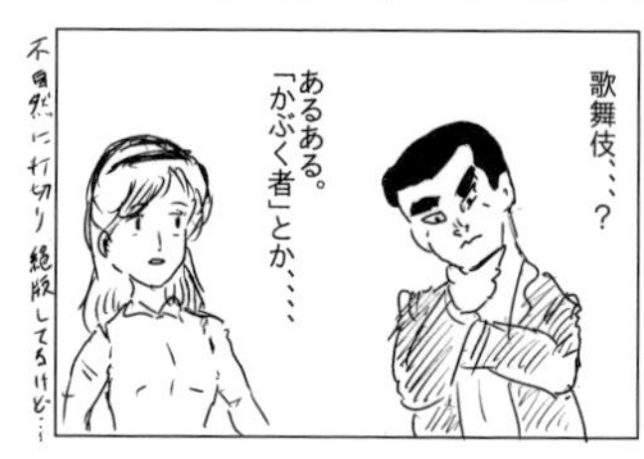

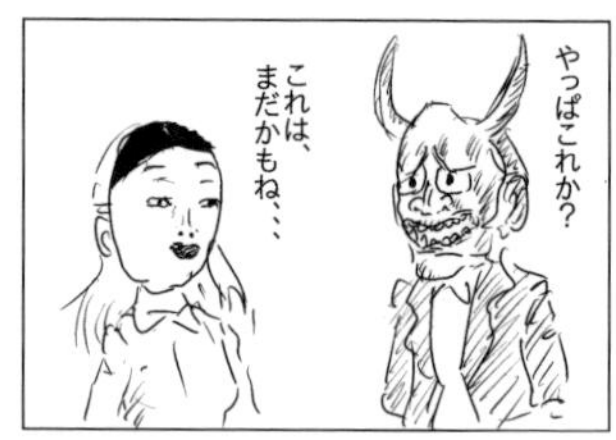

編集部注：能をテーマとしたマンガは，『花よりも花の如く』（成田美名子．白泉社）が連載中です．

JCOPY 498-02138

第 8 回　酸化

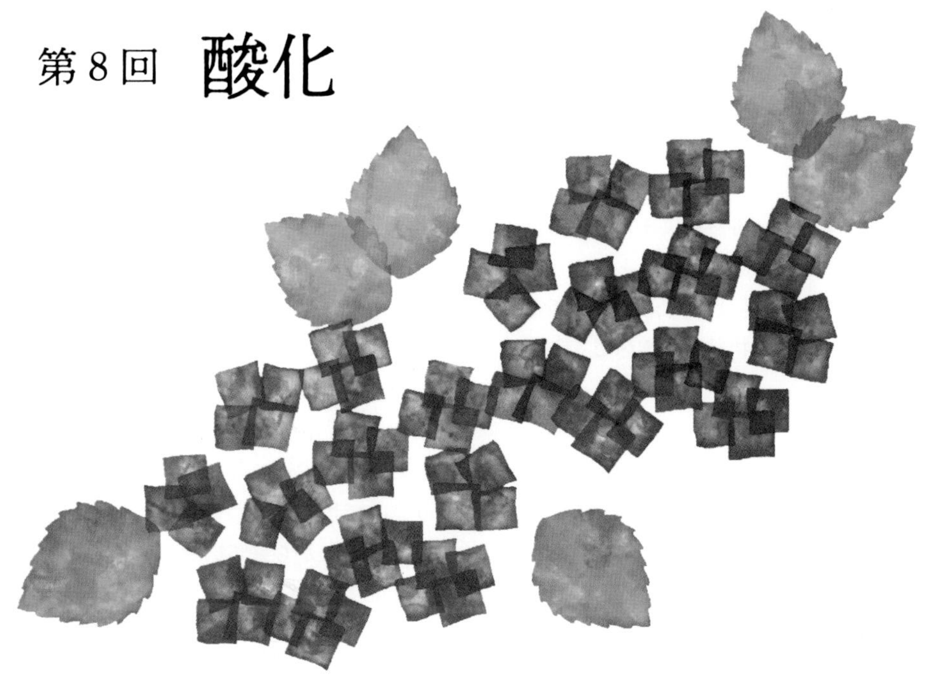

1　いきなりだが，「酸化」の話をする．大丈夫，ちゃんと本題にもどってこれるはずだ，たぶん．

2　時に，酸化と酸味は字的に似ている．このことが少なからぬ混乱をもたらしてきたのではないかと思うのだ．

3　語呂的には似通った，あたかも「仲間」のように見える「酸化」と「酸味」．しかし，両者はまったく異なる概念だ．

4　同様に「似て非なるもの」に塩（しお）と塩（えん）がある．

5　塩（しお）とは，塩化ナトリウムを主成分とする，舐めるとしょっぱい（たいていは）白い結晶のことだ．手元の辞書にはだいたいそのような説明が書いてある．

6 一方，塩（えん）とは酸と塩基の中和反応によって生じるイオン化合物だ．ここで「塩基」というまたしても「塩」の漢字が当てられている単語があり，これもよく考えてみれば変な話だ．水に溶かした時，水酸化イオン（OH^-）を生じる物質の総称のことだ．

7 塩（えん）は塩（しお）と同義ではないが，塩化ナトリウム（NaCl）は代表的な塩（えん）であり，同時に塩（しお）の主成分である．そもそも，「塩基」とはおそらくは，「塩のもと」という意味で塩基と名づけられたのであろう．英語では塩基は base というが，この基はそこから来ているのであろう．ついでに言えばここでの「酸」は英語では acid であり，臨床医学でよくいう酸塩基（acid-base）として対になってよく使われる．酸は水に溶かしたとき，水素イオン（H^+）を生じるイオン化合物のことだ．ああ，ややこしい．

8 化学（ばけがく）が嫌いな人は，そろそろウンザリしてきたことであろう．ご心配なく．ぼくも化学は苦手なのだ．

9 ところで，日本語には同音異義語が多い．それも紛らわしい，似通った単語が多い．

10 「橋」と「箸」の違いは誰の目にも明白だが，「科学（サイエンス）」と「化学（ケミストリー）」にはオーバーラップがあって微妙な違いである．早いと速い，食うと喰う，観ると見る，目と眼……きわめてわかりづらい．

11 それで「酸化」の話に戻るのだが，上記の流れでいえば，「酸」になること，すなわち acidification を指すかのような印象を与えないであろうか．

12 もちろん，酸化にはそのような意味はない．酸化とは oxidation，すなわち「酸素（O_2）」がある物質に化合する現象を指すのである．

13 では，なぜ酸素は酸素というのかというと，これは昔の人が酸素を「酸を生み出す物質」と誤解したからなのだそうだ．ギリシア語の oxys は「酸」の意味なのである．これまた実に紛らわしい．

14 こうしたことは，ぼくが日本ソムリエ協会のシニアワインエキスパート受験の勉強をしていたときに気づいたことだ．なぜかというと，ワインには酸化と酸味の両方の概念が混在しているからだ．多くのワインラバーはケミストリーラバーとはいえないので，混乱しやすいというわけだ．ちなみに，シニアワインエキスパート資格（現在はワインエキスパート・エクセレンスと改称）は非常に難易度の高い資格であり，感染症専門医になるほうがずっと簡単に思えるほどだ．要するにこの場を借りてちょっと自慢したいのである．

15 繰り返す．酸化は酸素を加えて（oxidation）電子を放出することだ．これに対して，酸味は水素イオンの移動によって，pH が下がり，「酸性」になり，「酸っぱく」（acid，acidity）なることをいう．

16 前者は酸化還元反応の一つで，後者は酸塩基反応を表現している．同じ漢字を使っているからごちゃごちゃになりそうだが，全然違う反応だ．

17 ワインを劣化させる最大の原因は酸素だといわれる．酸化するために，劣化する．だから，ボトルを空けたときに飲みきれなかったワインが悪くならないように，瓶内を真空にしたり，窒素ガスを加えたりする．余談だが，日本酒の一升瓶とかもちゃんと保存しないと劣化する．居酒屋に置いてある飲みかけの一升瓶……気になるなあ．

18 さて，それとは別にワインが劣化したときに「酢」になることもある．これはエチルアルコールが酢酸になる反応である．この劣化によってワインは酸っぱくなる．

19 酸化はワインを劣化させる．しかし，酸化のためにワインが「酸っぱくなる」わけではない．酸素がワインに加わった結果起きる化学反応なだけだ．そして，そこには微生物はまったく介在していない．

20 一方，アルコールは酢酸菌のような微生物の作用で酢酸に変化する．ワインが酸っぱくなってしまうのはそのためだ（酸敗という名の，腐敗）．

21 もちろん，ワインビネガーのようにわざとブドウを酢にする場合は別で，この場合は「発酵」と呼ぶ．「腐敗」と「発酵」はともに微生物による化学反応だが，同じ現象でも人間様の役に立つか否かが，ポイントなのだ．ちなみにワインビネガーを熟成させたのが，有名なイタリアのバルサミコ酢だ．

22 ワインはだいたい pH が 3～4，つまり酸性の液体だ．が，飲んでもそれほど酸っぱくはない．むしろ程よい酸味（これは酒石酸やリンゴ酸などにより）が感じられる．ちなみに日本酒の pH はだいたい 4 以上 5 未満だ．しかし日本酒もまったく「酸っぱく」はない．

23 ワインの「酸味」は最初はよく理解できないかもしれない．「酸味」は「酸っぱさ」ではないからだ．むしろ，舌を心地よく刺激する独特な風味だ．

24 ワインテイスティングではワインの「酸味」をきちんと味わい，正確に表現できねばならない．酸味を「酸っぱい」と勘違いしていると間違える．

25 酸味は甘みや渋みに比べるとわかりにくい概念だ．リンゴ酸の豊かな，樽熟成をしていないフレッシュなソービニヨン・ブランなどは酸味がわかりやすい．だから，まずはこういう白ワインで酸味を確かめてみるとよいかもしれない．

26 液体は pH が 3 かそれ以下になると「酸っぱい」と感じるようだ．しかし，ワインの場合「酸っぱい」ワインはたいてい劣化している．

27 また，マロラクティック反応（malolactic fermentation）などで乳酸が増えるとむしろワインはまろやかな味になり，「酸っぱさ」とはかけ離れた味覚となる．これはより酸っぱいリンゴ酸がまろやかな乳酸に変わるためだ．Malic acid（リンゴ酸）がlactate（乳酸）になるから，マロラクティック反応というわけだ．

28 酸の種類によっても味覚（酸味）の感じ方は変わってくる．pHだけでは説明できないということだ．

29 ワインに興味のない人にはほとんどどうでもいい話に流れていっているが，シニアワインエキスパート（←繰り返すが，ここ自慢）が書いているので仕方がない．ついつい知性がこぼれ落ちてしまう．まあ，知性がこぼれ落ちるというよりも最近は記憶力がボロボロと劣化して落ちているのが実情だが．

30 ところで，ついでのついでで申し上げておこう．同様に混乱しやすいのが，アルカリ性食品とか酸性食品という呼称だ．

31 これは食べ物のpHとは関係なく，食品に含まれるミネラルが酸性かアルカリ性かで判断している．ナトリウム，カリウム，カルシウム，マグネシウムを含む食品はアルカリ性食品，リンや硫黄を含むと酸性食品と呼ぶ．

32 だから，アルカリ性食品や酸性食品を食べても血液などのpHは変わらない．梅干しなどはクエン酸など酸が多くて「酸っぱい」が，アルカリ性食品だ．ブドウもアルカリ性食品だが，ワインのpHは低くて酸性だ．ややこしい．

33 ちなみに，アルカリ性食品を食べると健康になる，みたいなのは俗説で，アルカリ性食品と健康には直接の関係はない．しかし，ネットで「アルカリ性食品」を検索するとかなりでたらめなサイトが見つかる．酸性食品，アルカリ性食品はまったく意味のない，ナンセンスな分類だ．カリウムもカルシウムもマグネシウムも必要量摂るべきだが，摂りすぎは健康によくない．水や塩と同じだ．

34 世の中には「頭のいい人」と「頭の悪い人」がいて，こういう概念の微妙な違いをすぐに看破，把握できる人がいる．そういう人たちからみると，ぼくの頭がこんがらがったこのような概念上の問題は「なんじゃそりゃ？　バカじゃないの？」となるだろう．

35 よくネット上のYahoo!知恵袋みたいなサイトで，質問に対する回答に「あなたがなんでこんなつまんないことに頭を悩ませてるかまったく理解に苦しみますよ，アホですねえ」というニュアンスを思いっきり含ませた「玄人」の嫌味なコメントを目にする．

36 が，認識できる人と認識できない人の格差は大きいのだ．わかる人がわからない人をなじるのは理不尽と言うべきだろう．そういう人は嫌味な野郎と認識される可能性は高くても，決してよい教育者にはなれない．

37 認識力が高いだけでは教育者にはなれない．認識過程での蹉跌，ピットフォールがちゃんと理解できる人こそが優れた教育者になるのだ．「なんでこんなことができないの？」が口癖な人は，よい教育は提供できない．

38 ぼくは典型的な「頭が悪い」タイプである．だから，たとえば学生時代，心臓の「前負荷」がなぜ後ろにあるのか，「後負荷」がなぜ前方にあるのか理解できなかった．英語で preload，afterload と教えられてようやく納得したくちであり，端的に言えば「バカ」である．

39 もっとも，そのバカのおかげで時間と空間の前と後の問題や，前述の日本語の「微妙にオーバーラップしている言葉」の問題はよくよく咀嚼，消化することはできた．

40 えっと，何が申し上げたいかというと中外医学社刊の『医学部に行きたいあなた，医学生のあなた，そしてその親が読むべき勉強の方法』(2017 年）はオススメなので是非買ってね，という宣伝である（笑）．

41 冗談はさておき，ウィトゲンシュタインが看破したように，われわれが時に頭を悩ませる問題の多くは「単なる言葉の使い方の問題」に過ぎない．専門業界になると，特に言葉の使い方がややこしくなる．素人はそれにケムをまかれて理解できなくなる．逆に言えば，「言葉の用法の問題」を乗り越えてしまえば，大した意味の大きな問題を扱っていない，ということも少なくない．玄人を偉そうに見せるためのごまかしに過ぎないというわけだ．

42 素人がある領域について学ぶときに，うまく理解できていないことが「言葉の問題」なのか「本質的な難解さと取っ組み合っているのか」を区別することはとても大事だ．それをやるだけで，理解のプロセスはずっと容易になる．

43 いつも申し上げているが，抗生物質とか抗菌薬とか抗菌剤とかいう用語の使い分けは，本質的な問題ではない．本質的ではない問題には拘泥しないことも，効率的な学習者には必須な素養である．私見を申し上げると，この「本質的ではない，どうでもいいこと」にこだわる研修医は成長しづらい．

44 本質的な問題とは，たとえば「抗菌薬と消毒薬の違い」である．成分の問題ではない．たとえばポリミキシン（ポリミキシン B でもコリスチンでもよいが）は，成分的にはほとんど消毒薬である．では，抗菌薬と消毒薬とはどう違うのだ？　こういうのは，普段の診療には役に立たないけれど，たまには考えてみてもよい命題だ．

45 というわけで，この命題は宿題にしておく．読者の皆さん，挑戦されてみては？

慈英伊出男

もがみちょーじ

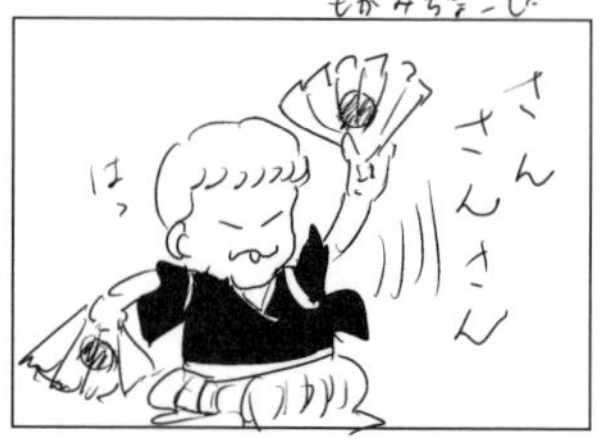

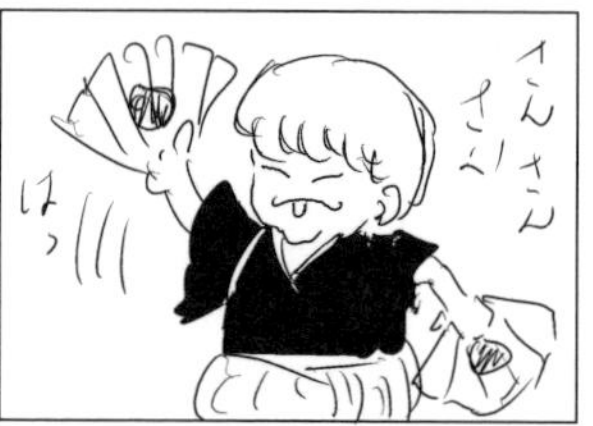

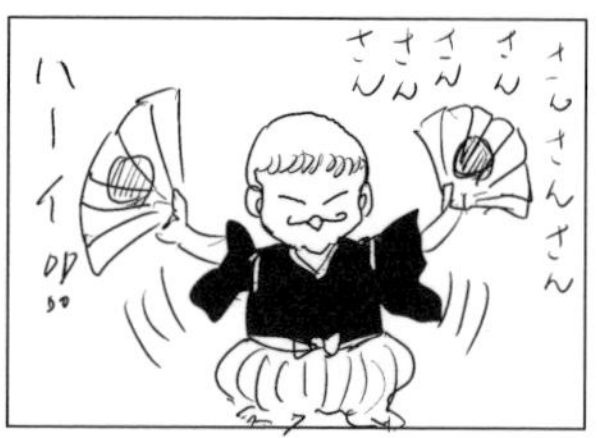

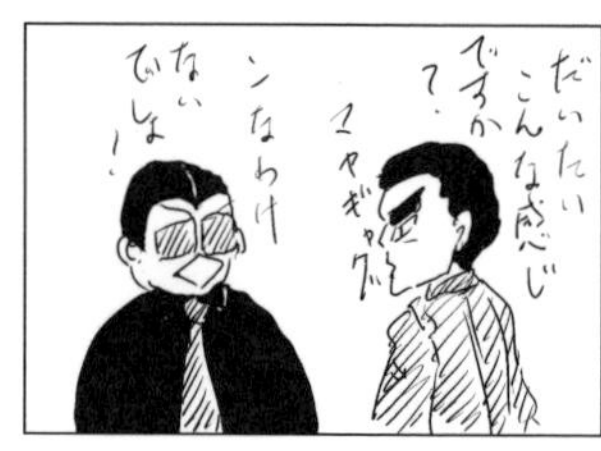

JCOPY 498-02138

第 9 回　個別化

1 第 3 回で「一般化」を扱った．今回はそれに呼応した「個別化」の話だ．

2 「一般化」とは，個々の異なる患者に起きている現象＝疾患から，一般化可能なものを抽出することをいう．

3 学生や研修医がベッドサイドでの実習を必要とするのは，個々の患者の一般化可能な属性を抽出できる能力を涵養せねばならないからだ．一般化できる属性は，次の患者にも応用できる．

4 医学・医療の世界には一般化できる，あるいはほぼほぼ一般化できる属性があるものだ．低酸素は酸素で治療せねばならぬ（CO_2ナルコーシスが怖いから酸素出さない，はありえない），けいれんは止めねばならぬ，出血も止めねばならぬ，止まった心臓は動かさねばならぬ，云々．個々の患者のケアを経験しながら，次の患者に活かせる属性を抽出する．それがあるからこそ，経験値には価値があるのだ．

5 幸か不幸か，そのようなことを教わる学生や研修医は少数派に属する．だから，彼らはベッドサイドで何を学んでよいかわからない．実を言うと，多くの指導医すら，何を教えてよいやらわからない．よって，なんとなく経験させる．ベッドサイドで何を学んでいるのだかよくわからないという学生がいる．「一般化属性抽出の原則」を知らないからだ．そこでダラっと患者を見るわけで，なんだかつまらない．加えて，神戸大学の 5 年生なんて，各診療科 1 週間しか回らないのである．これじゃ何も学べない．一度，シルバーウィークか何かで「2日」だけうちの科を回ったグループすらあった．学務課は何を期待していたのだろう．準備運動をして，整理体操をして，そのグループはまた別の科に移っていった．

6 「感染症内科ではBSL（bed side learning）でレクチャーをしてくれないからイヤです」というフィードバックをいただいてひっくり返るほど驚いたことがある．患者ケアの経験のない医学生ならば，あてがわれた患者の把握と一般化属性抽出の作業でアップアップのはずで（それでなくても1週間しかないんだし），レクチャーなんぞ受けている暇は一瞬たりともないはずだからだ．案の定，その学生も自分の担当患者を少しも把握していなかった．

7 医学生や研修医はなまじ記憶力が良いから，患者体験をそのまま暗記しようとする．これがいけない．

8 患者ケアの暗記はエピソード記憶しか生まない．エピソード記憶は，極限すれば思い出づくりである．「アンときの患者さん，出血して大変だったなあ」とか，「あの肺炎はゾシン®で治療したんだよね」という思い出である．誰しも経験から思い出を作るが，医学生のそれは，膨大で精緻な思い出である，というだけで一般的な思い出のバリエーションに過ぎないのである．

9 一般化抽出をせず，思い出的なエピソード記憶を溜め込んでも未来の患者には応用できない．何が応用可能で，何が応用不可能かを吟味，検討していないからだ．これが高じると，「あんときの肺炎はゾシンで治療したから，次もゾシンで治療しよ♡」とか，「前はCRP高かった患者でメロペン®使ったから，今回もメロペンだし！」と間違った根拠を援用するようになる．吟味，思考を欠いた経験値の丸写しをするから，経験主義はダメだ，と言われるのだ．もう一度言う．経験は貴重だが，無思考な経験主義はダメである．

10 さて，個々の患者から一般化できる事象を抽出した後，残されたものが個別の属性となる．こちらはこちらで大切である．「患者の個別性」などという手垢の付いた言葉を使うのはためらわれるが，しかしまあ，そういうことである．

11 よくあるのが，一般化可能な属性なのに「患者の個別性」という政治的に正しい言葉で逃げてしまうことである．特に多いのが「うちの患者は重症だし」，「うちの科の患者は易感染性だし」というクリシェだ．喋っている当人は決してクリシェだとは思っていないのだろうが，ほぼ全科，全病棟で同じような言葉を耳にする感染症屋としてはこれはもうクリシェ以外の何物でもない．

12 各診療科，各疾患の個別性はもちろんある．それは大いに注意すべきものでもある．しかし，「うちの患者は重症」とか，「易感染性」という言葉は一般化可能ではない．入院患者はすべからくなんらかの重症性を秘めているし，易感染性でもある．問題は，どのような重症で，どの部分の感染リスクが高く，そしてどうやってそのリスクをヘッジするかという各論的な議論である．つまるところ，ぼくがよく聞く「うちの患者は重症」，「うちの患者は易感染性」は「これ以上，この患者について考えるのはもうよしにしましょう，さ，メロペンだし！」という思考停止のシグナルにすぎないのだ．

13 逆であろう．重症で易感染性だからこそ，一所懸命患者について考え，その個別性を吟味すべきなのだ．重症患者，易感染な免疫抑制者こそ，思考停止に断固として抗わねばならない．

14 そういう意味でも，「患者の個別性」という手垢の付いた言葉もしばしば思考停止の免罪符として使われているから，ぼくはちょっと嫌気がさしているのだろう．

15 患者の個別性は，思考停止の言い訳に使ってはならない．むしろ，個別性があるからこそ，考えの余地があるのである．

16 一般化できる患者はある意味容易である．市中肺炎の治療はそれなりにパターン化ができる．診察し，診断し，グラム染色をして，血液培養を取って，抗菌薬を使うといったような，アルゴリズム化，パターン化が可能である．この「型にはまった」教育は初期研修医に対するイニシエーションとしてとても有効で，ぼくが知る限りこれを感染症領域で徹底的に突き詰めた成功者が沖縄県立中部病院だったのだろう．

17 一般化できない個別性とは，単に「うちの患者は重症」という話ではない．具体的に何が特殊で何が個別なのかを明確にする必要がある．

18 たとえば，よくあるのが抗菌薬への副作用歴だ．アレルギーなどで特定の抗菌薬を選択できない場合，サンフォードガイドなどに記されている第一選択薬，第二選択薬が選択できない場合がある．

19 この場合は *in vitro* の感受性や PK/PD，過去の治療記録（症例報告）といった薬理学的，抗菌薬学的，臨床医学的な知見を総動員し，エビデンスレベルは高くなくても，手持ちの材料下でもっともらしい（plausible な）プランB（あるいは，C，D，E）を提示する．

20 この plausibility の追求こそが感染症のプロたる所以と換言してもよい（極論だけど）．サンフォードを開いて推奨抗菌薬を見つけるのは初期研修医でもできる．プロのプロたる所以は，その推奨薬が何らかの理由で使えないときの，次善の策をいくつ提示できるかにかかっている．1つしか出せないようだとプロとしては生き延びにくい．7つ，8つと提示できて，「もうこれはお手上げですね」と言わないのが大事である．

21 そのために大事なのが知識であり，情報収集力であり，ロジカルシンキングである．推奨薬ではない薬を推奨する場合には，必ずデータに欠落がある．その欠落を補うのが思考のプロセス，「理路」となる．

22 「患者の個別性」を何でもあり，の都合のよい免罪符にしてはいけない．患者に個別性があるからこそ，主治医は知性を最大限に発動して，plausibility が最大化するような治療選択を行うのだ．

23 感染症治療中に発熱する患者がいる．このとき大切なのは，「なぜ」発熱したのか，である．

24 ちょうど本稿執筆日に診た患者は，ESBL 産生菌による複雑性尿路感染の治療中であった．定石通りセフメタゾールで治療していたのだが，その治療終了数日前に発熱したのだ．

25 よくみるのが，「セフメタゾールで治療中に発熱だから，カルバペネムだ」という発想である．これでは思慮が足りない．複雑性尿路感染として 3 週間の治療プランを立て，すでに 2 週間以上治療している尿路感染患者が，急に薬剤耐性菌を原因として治療失敗に至るだろうか．至ることもあるだろうが，それは一般化できる解とは言い難い．

26 よって，（よくあるストーリーとしては）新たな問題が生じた，説を取らねばならない．たとえばカテ感染や肺炎，あるいは血栓形成や薬剤熱などの発症である．

27 しかし，件の患者を見に行ってみるとすでに解熱していた．元気でテレビを観ており，テレビでは前国税庁長官が冴えない顔で証人喚問の真っ最中であった．テレビを観る余裕がある，は一つの情報である．聞くと朝食もちゃんと食べており，昨日発熱したときよりも気分は良いという．セフメタゾール以外に追加された抗菌薬はない．昨日とられた培養は何も検出していない．

28 さらに聞くと，昨日入っていた腎瘻のカテーテルがねじれて一過性の「尿閉」状態になったのだという．この後に発熱し，ねじれを取った後に速やかに解熱した.

29 よって，この場合の最も plausible な説明は，グラム陰性菌の薬剤耐性かというよりは，より物理的な尿路の閉塞であろう．もしかしたら同時に菌の「押し込み」による菌血症も発生したかもしれないが，それも解熱しているところをみると，一過性菌血症だった可能性が高い．いずれにしても血液培養は確認するが，現在元気に証人喚問を楽しんでいる患者に追加したり変更する抗菌薬はない．セフメタゾールを予定通り 3 週間完遂することで，他に手を加えずに経過観察とした.

30 これが「患者の個別化」である．患者の個別化とは，結局のところ患者に起こったこと，体内に起きていることをできるだけ精緻に説明し，plausible な仮説をたてることにほかならない．それはカントのいう「物自体」であり，不完全な人間である医療者には看取できないことかもしれないが，それでもできるだけ肉薄する．どこまで肉薄できるかが勝負である.

31 仮説は 1 つだけで十分なこともあるが，しばしば複数の仮説を要することもある．その場合は仮説の確認，verification が必要となる．いずれにしても，患者の個別化は徹底的な思考を要求するということであり，思考停止の言い訳なのでは決してない.

慈英伊出男

もがみぢょーじ

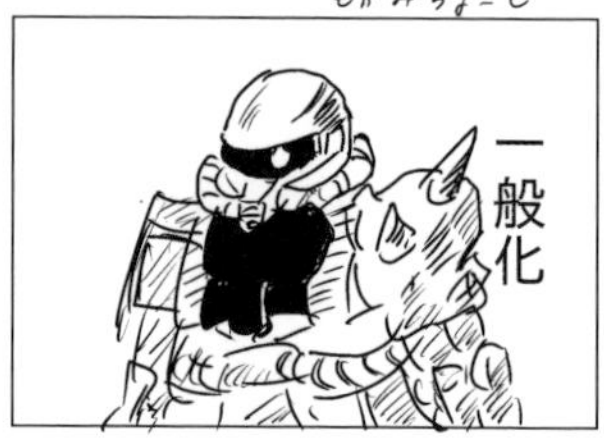

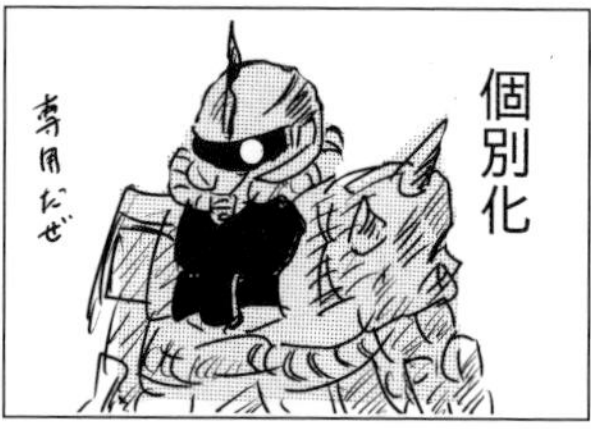

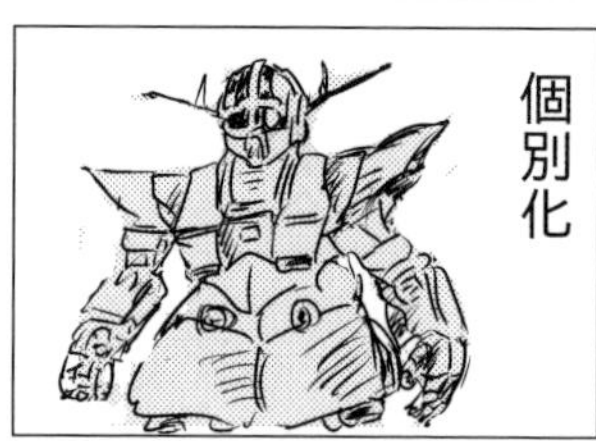

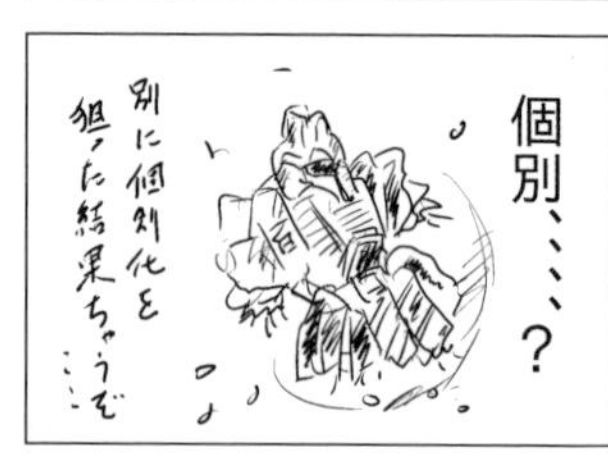

32 患者の個別性があるから，培養検査の結果やグラム染色の所見に対する対応も多様化する．簡単に言えば，培養結果やグラム染色所見「だけ」で治療方針が決まることはほとんどない．ベッドサイドが重要なのは，方便ではない．だから学生のBSLだって各診療科最低4週間，できれば数ヵ月は研修を受け続けるべきなのだ．神戸大学病院のようにたった1週間では，見学どころか見物程度の成果しかあげられまい．そして，実習とは一つの甘美な思い出だけになるのである．

第10回

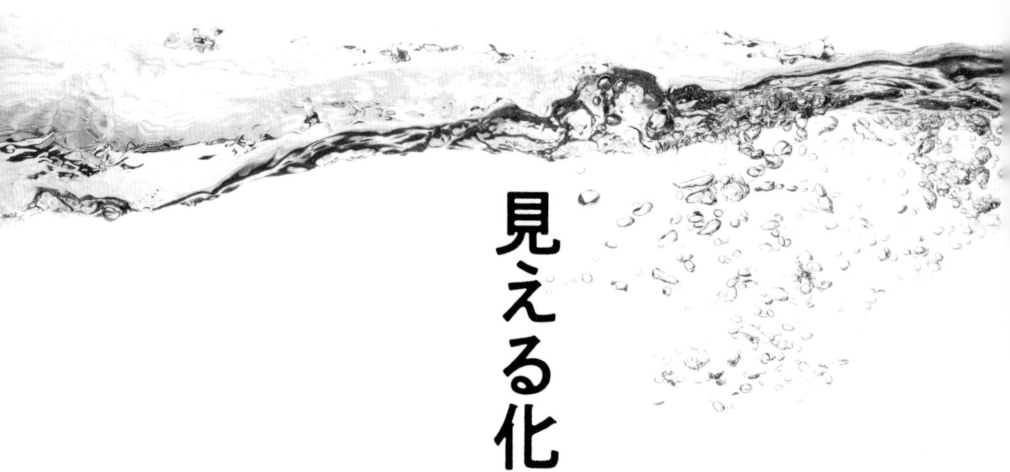

見える化

1 本稿を書く直前に日本感染症学会・日本化学療法学会（2018年，岡山）とACP日本支部総会（同年京都）をハシゴした．

2 それぞれ参加する事情があってのことだが，それとは別に各学会活動に積極的に参加しようとぼくが腹をくくったからだ．

3 理由はいろいろある．子育てがだいぶ落ち着いて，以前ほど出張が家庭を逼迫しなくなったこと，10周年を迎えた神戸大学病院感染症内科で，あれやこれやの「クリアすべき課題」があらかた解決して心身の余裕ができたこと，云々．

4 最大の理由のひとつは，「そろそろもっと学会内部に入って社会貢献しなさい」という家人の助言（苦言？）である．

5 ご存知の方も多いと思うが，ぼくは長い間一貫して日本の学術界，感染症界を批判してきた．それも，相当手厳しく．

JCOPY 498-02138

6 質が低く，シャンシャンなお友達集団，製薬メーカーの太鼓持ちのような新薬出せ出せな恥ずかしい発表の数々，昼飯おごってもらって接待，洗脳のランチョンセミナー，皆同じような色のスーツを着て，毎年同じような演者が毎年同じようなことを言うだけ，かつ内容は国際的な見地からは聞くに堪えない「井の中の蛙」．

7 こんな劣悪なクオリティの学会などなくなってしまえばよいとすら思ったこともある．少なくとも小規模な化学療法学会と感染症学会は合併して無駄を廃し，質を向上させるべきだ．これまたシャンシャンでさらに質が下がる地方会も全廃して，「大会長やりたいよう」の老害なシニアたちのエゴに阿ることなく，スリム化と質改善をしなければ日本の感染症界は，劇的にプレゼンスを高めている韓国や中国の後塵を拝して世界から取り残されちまうぞ．

8 当然，学会の重鎮たちはぼくの言うことなど快く思わなかっただろうし，「あいつは日本をアメリカのようにしている」などという事実無根の誹謗中傷も受けたことがある〔神戸大の教授選の時にその怪情報は流れた．もちろん，ぼくの「ほぼ」処女作である『悪魔の味方―米国医療の現場から』（克誠堂出版，2003 年）というアメリカ医療批判本は読んでいなかったに違いない〕．あるときは学会会場から自著や帯を書いた本まで販売停止しろ，と出版社や書店に圧力をかけた「重鎮」もいた．ただし，そのような卑怯で理不尽（反論できない出版社や書店に圧力をかけ，彼らの販売の自由を阻害する行為）をぼくは絶対に許容しないし，「やられたらやり返す」性分なので，その「重鎮」はそれ相応の報いを受けることになったのだが．

9 2018 年の感染症学会・化学療法学会もぼくは大会において仕事の依頼をなにひとつ受けていない．当然のこととは，思う．

10 しかし，耳の痛い批判もあった．「そんなに学会批判をするなら，内部に入って自分で改善すればよいじゃないか」．

11 ご指摘のとおりだ．確かに，前述の事情によって学会参加がままならなかった時期もあったのだが，少なくとも心身の自由が効く限り，業界のなかから問題を解決し，改善していかねば「ただ外野からヤジを飛ばしているだけ」の誹りは免れないであろう．

12 これはいささかセンチメンタルな理由もあり，自分は集団内に入って仕事をする「コミットメント」の能力が欠落している，という自覚的なインフェリオリティー・コンプレックスに起因する．が，「苦手だから，やらない」もまた身勝手な態度であり，「苦手ならば訓練してできるようになれ」が王道であろう．デタッチメントからコミットメントへ．ぼくは学会インサイダーという慣れぬ仕事(さほど好きでもない仕事)の丁稚奉公を始めることにしたのである．

13 まず，手始めに2017年に日本エイズ学会の理事選に立候補することにした．幸い，理事には選んでいただいたので，日本のHIV/エイズの諸問題について，今後は「インサイダー」として改善に尽力したいと思っている（が，その後再選はされなかったのでこれも中途で終わってしまった)．前述のACPジャパンも，ぼくは過去の体験から「ノー・サンキュー」の態度をとっていたのだが（かつてぼくがプレゼンした「ワークライフバランス」のセッションが裏方では実に偽善的な「茶番」だったというエピソードによる)，今後は態度を改めて前向きに参加したいと思っている．

14 また，HPVなどワクチンの問題，抗菌薬適正使用の問題（ASPなど）などにも神戸市，兵庫県，国，そして諸学会レベルで積極的に「インサイダー」として仕事を始めている．嫌悪していた諸会議にも積極的に参加し，発言している．なかには「場の空気」をわきまえない発言も多いであろうが，わざとである．事態の改善こそが会議参加の理由であり，会議の空気をまったりさせて，皆の和を乱さないようにする，を目標にはしていないのだから（そういう会議なら，出ないのが時間効率上は上策だ)．

15 日本感染症学会も日本化学療法学会も理事は「総会の決議」で決まる．要するに理事会で候補を根回しして，大会場での大人数での評議員会で「シャンシャン，パチパチ」で合意を得る，という儀式で決めている．形式的には民主的だが，本質的には非民主的な方法なので，各学会の理事会メンバーの「不人気コンテスト」で上位に入ること必定なぼくが理事になることは考えづらい．彼らが舞台を去る世代交代を待つか，システムを変えるしかないのだが，この話は本題からずれるのでこのへんにしておく．

16 というか，そもそも今回のタイトル「見える化」に全然近づいていないじゃないか，という突っ込みも来そうである．そろそろまじで本題に入る．

17 2018 年の感染症学会・化療学会に行ってとても驚いたのは，大会全体に非常に活気があったことである．

18 空気でものを決める日本という国は問題であるが，それとは別に「場の空気」は大事である．

19 ぼくはたくさんの病院を訪問しているが，「良い病院」と「悪い病院」の区別は入って数分でつく．「場の空気」だ．医療機能評価機構のように何日も重箱の隅つつき的調査をしなくても，すぐわかる．

20 「場の空気」がアゲアゲな病院は，活力に満ちている．スタッフの表情が良く，キビキビ動きが早い．患者のために積極的に何かをしようというコミットメントが態度に表れる．患者が不満そうにしていたり困っていると，自ら「どうかなさいましたか」と声をかけている．こういう病院は患者ケアに積極的で，仮になにか問題が生じてもすぐに改善策をとる．目線が患者を向いている．

21 「場の空気」がどんより澱んでいる病院もある．こういう病院もすぐわかる．スタッフがうつむいていて，動きがのろい．患者のほうを見ておらず，患者が不満そうにしていても見て見ぬふりをしている．事なかれ主義で，「私に仕事を振らないで」という態度がありありだ．こういう病院は患者ケアもパッシブで，質も低い．問題が生じてもすぐに自己弁護を図り，問題をなかったことや矮小化しようとし，「それは私ではない誰かのせいです」と嘯き，平気で事実の隠蔽や歪曲を図る……ああ，具体的な組織の名前がイメージできそうで怖い…….

22 こういう病院はたとえ突貫工事で学生の定期試験対策のような直前の「傾向と対策」をとり，機能評価に合格したとしても，ろくな病院ではない．

23 というわけで，「場の空気」は組織・団体を評価する簡便かつ妥当性の高い評価方法なのだが，2018年の感染・化療学会にはこの「空気の澱み」がなかった．参加者の顔が明るく，プレゼンターも積極的にプレゼンし，質問者も積極的に質問していた．薬剤師など他職種の発表の「前のめりさ」が目立ち，「正しい診療」とはなにか，という積極性をあちこちに感じた．科学性を担保せねば，という正義感も感じた．

24 国が定めた「抗菌薬適正使用」といった政策的後押しもあろう．「初期研修義務化」世代が中堅以上になり，臨床マインドに優れた感染症関係者が増えたことによる質の向上もあるような気がする．ひょっとしたらJ-IDEOの効能がこんなところにも……というのは我田引水もやりすぎなのでこのへんにしておくが．

25 学会は（ぼくがなにもしなくても）確実に良くなっている．ぼくは今回，確信した．たいしたものである．やっぱ早々に隠居して引きこもり生活に入ろうかしら．

26 ところで，本誌でもお世話になっている倉原優先生の人気ブログによると，彼は海外の学会には参加せず，たとえば米国胸部学会（ATS）などの発表

JCOPY 498-02138

は参加者のTwitterなどをフォローしてチェックしているのだそうだ[1)].

27 確かに，ぼくも海外の学会はウェブ上でフォローすることが多いが（金もかからず時差ボケもない），ポイントはそこではない.「Twitterをフォローして」学術の最先端をチェックできる，と看破した倉原先生の慧眼にある.

28 諸外国では多くのプロフェッショナルがツイートする．その代表が米国のトランプ大統領だ（その是非は賛否両論だろうけど）．確かに，特定の学会などでこのような発表があったとか，それについてどう思う，というハッシュタグ付きのツイートをフォローするだけでかなりの勉強になることだろう．倉原先生がそうされているように.

29 もっとも，日本ではTwitterの学術的な価値は相対的に大きくない．匿名アカウントが多いからだ.

30 諸外国では医療者などのプロフェッショナルが匿名で医療・医学を論ずることは倫理的に「アウト」とされている．たとえば，英国のGeneral Medical Councilは「自分が医師であると表明してソーシャルメディアを使うときは実名を使うこと」としている[2)].

31 彼らは匿名を全否定はしていない．たとえば患者のプライバシーは尊重すべきで実名は出すべきではないともしている（当たり前だよね)．しかし，プロの医師がいみじくもプロとして医学的発言をするとき匿名なのは不適切だ，としているのだ.

32 しかし，多くの日本人医師は匿名アカウントでツイートしている．これでは学術的な正当性は担保できない.

33 また，海外ではソーシャルメディアでは議論や批判はOKだが，単にネガティブなコメントで相手を貶めるだけ，はルール違反とされている．これは日本のTwitterで（医師の間ですら）よく見る光景だ．いわゆる「disる」行為である．そこには相手の論旨を改善させたいとか建設的な議論をしたい，という目的はサラサラない．単にネガティブコメントを撒き散らして溜飲を下げたい，という卑劣な行為に過ぎず，それはしばしばdisられている当人の目の届かないところで行われる．

34 というわけで，特有な事情を抱えるTwitterの学術面での有用性は日本国内では限定される．

35 が，代わりに有用なものがある．Facebookだ．

36 ここ数年の傾向だと思うのだけれど，Facebookで自らの学会発表や論文出版を表明する医療者が激増したように思う．海外での発表，有名雑誌への論文アクセプト，シンポジウムでの登壇．周囲の活躍が手に取るようにわかるようになった．

37 最近ご無沙汰だけど元気にしているかしら，という人たちがそういう発表をアクティブに行う．以前なら気づかなかったことだ．

38 すごいよね，素晴らしい．周囲の活躍がビビッドに目に入るのがFacebookの特徴だ．それは羨望を生み，「俺もやらねば」の情動を生み，そして「場の空気」を活性化させる．Facebookによる「見える化」がそうさせるのだ．学会が一般に「閉じた空間」なのに対して，ネットは完全な（あるいはほぼ完全な）オープンフレームである．可視性が断然に異なる．

39 盛り上がった「場の空気」は俺もやらねばの機運を作る．沈滞ムードの学会の「どうせ言っても無駄．老害な座長に全否定されて終わり」みたいな澱みがそこにはない．

40 よく考えてみると，皆が一所懸命活躍しているのだ．なにかに突出してビジブルになる人は，他のところを割愛せざるを得ない．基礎研究の論文執筆でビジブルになる人は臨床エフォートを割愛せざるを得ない，みたいに．

41 なので周りの活躍を目にするFacebookの読者は，別にそう卑屈になる必要もないのだが，なにしろそのビジビリティは圧倒的だ．「やる気」に火をつけるのも無理はなかろう．

42 ネットの「見える化」はよいことだ．学会が良くなっているのも，その「見える化」の影響が小さくない．ぼくはそう思う．今後は海外のように，Twitterなどでもその広がりと可視化が進んでくれば，さらにこの好傾向は加速的に進んでいくだろう．

慈英伊出男

もがみぢょーび

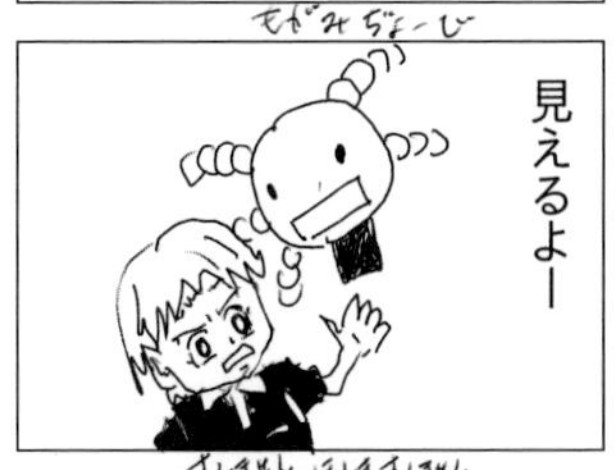

見えるよー

すんません、ほんますんません

うん、見える!

私にも
見えるぞララア!

見えなーい!!
目が

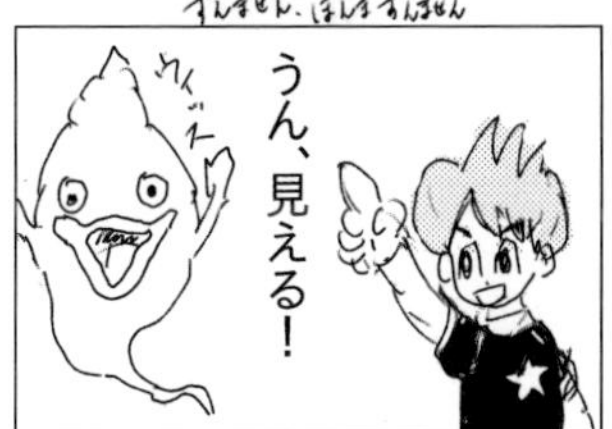

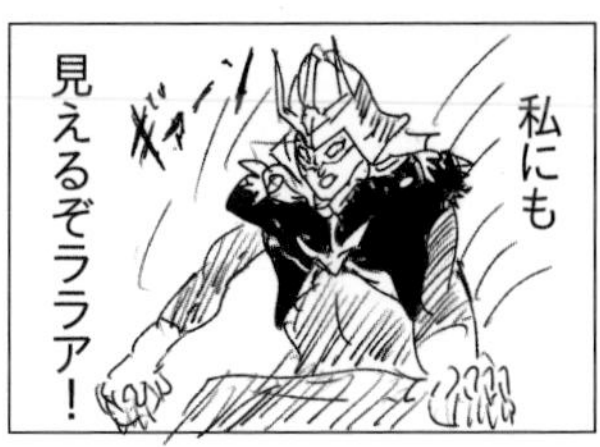

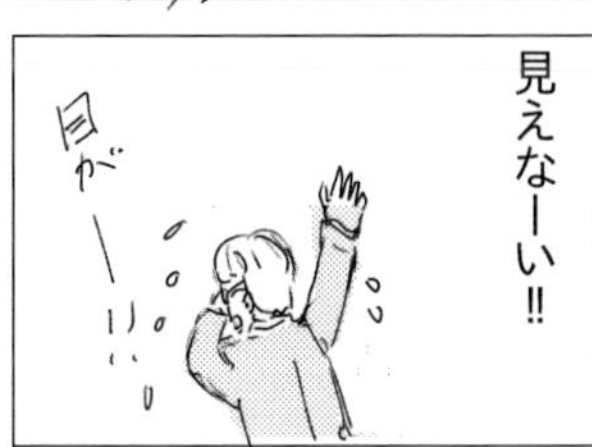

【参考文献】

1）倉原 優．呼吸器内科医．ATS2018 閉幕：医学情報収集に対する私見．https://pulmonary.exblog.jp/27292445/（Accessed 2021/3/10）

2）General Medical Council. Doctor's use of social media. https://www.gmc-uk.org/ethical-guidance/ethical-guidance-for-doctors/doctors-use-of-social-media（Accessed 2021/3/10）

第 11 回　女性化

1 医学生のとき,「女性化乳房」という用語が印象的だった. 皆さんはそんなことないですか？　が, 今回はそれとはまったく関係ない話.

2 本稿執筆時に話題になっているのが東京医大の入試不正問題である. バカ官僚が補助金をネタに息子を入学させたのも腹立たしいが（息子が入学したことより, 補助金という権力を私的に乱用したことが何より許せない), それよりひどかったのは女子を採点上差別し, 点数の低かった男子を優先して合格にしていたことである.

3 女性が医師だと関連病院が回せない, みたいな言い訳で「必要悪」とかほざいている人がいるらしいが, まったくもって愚かな話である.

4 そもそも, 女性がフルタイムで働きにくいのは家事育児（あるいは親の介護, あるいは夫の親の介護）が忙しいからだ. 決して体力がないからではない. というか, 持久力的な体力で言うならしばしば女性のほうが優れていたりする. そもそも, 医療現場で体力勝負なのはむしろ看護師とか助産師のほうで, 女性のほうが圧倒的に多い. 見当違いも甚だしい.

5 というか, なぜ女性医師が家事育児などで忙しくしているかというと夫が手伝ってくれないからだ. 夫がその家事育児の 50% を肩代わりしてくれれば, 少なくともフルタイムの仕事くらいはできるようになる. そのときパートナーが医師だったら，その男性医師のパフォーマンスは下がるかもしれないが，これが平等というものだ．

6 女3人で男1人分とかほざいた東京医大関係者がいたそうだが，そういうセリフは自分が配偶者の家事育児の負担を100％（50％じゃないよ）肩代わりし，フルに病院で活躍できるようにしてみせてから言うべきだ．どうせ，そういう親父どもに限って家のことは全部妻任せなのである．

7 アメリカではずいぶんと女性医師が活躍しているようにイメージされているが，それは必ずしも正しくない．OECD加盟国でもアメリカ合衆国の女性医師の割合はかなり下のほうだ．ただ，日本がダントツで悪すぎるので，それが日本人目線では目立ちにくいだけだ[1)]．

8 だからアメリカに留学した女性医師などは「アメリカは女性に優しい国」と勘違いしがちである．この国では「政治的に正しい（politically correct）」言動をするのが大事だと思われているから，面と向かって差別発言やセクハラコメントをされにくく，その差別意識は気づかれにくい．職場で女性に露骨な下ネタ発言をするおっさんはアメリカでは皆無だ．

9 けれども，「政治的な正しさ」に徹底的に厳しいのは，その分差別意識が非常に強いからである．ぼくの観察だと，英米系のコモンウェルスな英語圏の国では，政治的な正しさと強い差別感情がトレードオフになっており，表立った差別コメントに非常に厳しい反面，それは強い差別意識の皮肉な反映になっているように思う．

10 フランスやスペインのような国では，職場でも性的なニュアンスのある会話が男女でなされやすいが，それをセクハラや差別と認識することはあまりないと思う．そもそも，「性的なことがダメなこと」という発想そのものがプロテスタントな観念に過ぎず，決してユニバーサルに正しい概念ではないのだ．

性的なコメント＝性差別ではない．英米系は，差別感情が強いがゆえに，規制も厳しいのだ．問題が深刻でない国では規制は緩い．アタリマエのことだ．

11 同様のことは人種差別にも認められる．スペイン語で「ネグロ」は黒を意味する一般的な単語で，差別的なニュアンスは持たないし，もちろん禁止語でもない．たしかにスペインでも「ネグロ」を差別的なニュアンスを込めて使うことは可能だが，それは日本語で「このクロが」などと差別的に表現することも可能なわけで，言葉そのものに罪はない．罪があるのは差別感情を持つ話者のみである．

12 しかし，英米では言葉そのものを処罰の対象にしてしまう．ネグロはタブーな差別語となり，ブラックすら差別語となり，「アフリカン・アメリカン」と呼ばねばならない．アフリカン・アメリカンといえば差別はなかったことになるのか？　もちろん，そんなことはない．ぼくが知る黒人はだから，「ブラックをブラックと呼んで何が悪い」と憤っていた．同感である．

13 表面上は差別語を使わないことで，差別をなかったことにする．だから，差別感情はネッチリと溜まりこんで，ことあるごとに爆発する．たとえば，大統領選なんかがそうで，現在のトランプ大統領はアンチ女性（アンチ・ヒラリー）とアンチ黒人（アンチ・オバマ）の差別感情が作り出した大統領という一側面があると，ぼくは思う．

14 ま，アメリカの話はこのくらいにして，医療現場の性差別は結局のところ，自分の首を絞める愚行である．「こういう条件を満たした人しか，うちではとらないよ」という高飛車な態度をとっていると，そういう施設とか医局とか，集団はいつか必ず見限られる．差別が観念的に良い悪い，の前に，差別的な集団はその差別に復讐されて滅びるぞ，と警告しておきたい．

15 100％フルタイムで，有給も取らず，病気にもならず，家事も育児も 1 秒たりとも参加せず，進んで当直に入り，翌日も眠い目をして働き，月月火水木金金なスーパー社畜なドクターしか採用しない病院は，果たして強い病院だろうか．そうではあるまい．この条件を満たさない医師は近づいてこないし，この条件を満たせなくなった，心身バーン・アウトした人々も立ち去っていく．これが昔，小松秀樹先生が警告した「医療崩壊」の構図である．

16 10のパワーしか認めない組織が，10のパワーを持つものを5人集めても50にしかならない．立ち去りが起きれば，それはすぐに40になる．代わりはなかなか見つからない．しかし，1でも2でも結構です．ぜひ参加してください，な組織であれば，50のパワーに1が加わり，2が加わり，51にも52にもなる．こういう組織のほうが崩壊しにくい．単純な，足し算と引き算の話である．

17 ちゃんと有給も取ってください，無用な残業を避けてできるだけ定時に帰宅してください，子どもが病気になったら他のチームメンバーでカバーします，当直のあとは仕事をしてはいけません（努力目標ではなく，患者安全のための義務です），週に最低1回は病院に全然来ない日を作りましょう．要するに，サステイナブルな，崩壊しない組織を作りましょう，ということだ．これなら人が集まりやすい．人が立ち去りにくい．人が集まれば，チームを組みやすくなる．抜けた人のカバーもしやすくなる．多様な人々を許容する寛容さは，結局は自らを助けるのである．あ，上の条件をすべて満たしているのが神戸大学感染症内科でーす．スタッフ，後期研修医（フェロー），大学院生，随時，募集してまーす．

18 10のパワーも1のパワーも認める寛容さは，「嫉妬心を克服せよ」という意味でもある．「アイツばかりなんで外来だけ？」ではなく，「あの人が外来入ってくれるおかげで俺の仕事も楽になってる」という発想の転換が必要だ．違いは，悪ではない．

19 というか，病気の子どもをケアするために仕事を休む親は，たいていフルタイムで働くシングルよりもたくさん努力し，苦慮している．介護も然り，自らの闘病も然り．うつ病で仕事を続けられなくなる医療者も一定数いるが，彼らはサボっているのではない．われわれ以上に苦しんでいるのだ．同じ風景でも，認識の方法を変えるだけで，まったく違う風景に見えるのである．

20 異なる能力を集めた異能の集団は強い．同じような能力の集団は弱い．イニエスタがいくら優れたフットボーラーであっても，彼みたいな選手が11人では勝てない（守備できないので）．かといって，走り回る能力が高いワーカホリックな11人でも勝ちにくい．そこにイニエスタが1人入るから，チーム力は向上するのである．神戸にいてよかったー，イニエスタ生で観られるなんて幸せー．

21 女性医師のほうが男性医師よりも臨床力が高い．少なくとも，臨床の一側面における能力は高い[2)]．また，従来は「男の仕事」と思われてきた（思われている）外科領域でも手術のアウトカムに男女差はないという[3)]．

22 よって，もし女性医師が活躍できていないとすれば，それは女性の能力の欠如によるものではない．彼女たちを活かしきれていないシステムの欠陥によるものだ．人類の半数近くを占める集団，女性．活かさないのはリソースの無駄遣いと言えないだろうか．

23 だからといって，女性「だけ」にすればさらに医療は良くなるかというとそうでもない．前述のように等質な集団は弱いからだ．たとえ，能力的な欠落をともなっても，男も混じっていたほうがチームとしては強くなりやすい．日本の医療現場だとナースとか助産師とかが「女だけの集団」を作りやすいが，男性を混ぜて，男性比を増やせばもっと良いチームになるとぼくは思っている．

24 等質なチームのリスクは，特に失敗した時に現れる．異質な集団であれば，あるところでコケてもリカバーできる可能性が高い．皆が同じ能力，同じ価値観の等質集団は，コケると総じてコケてしまい，リカバーできない，後戻りできない．日本の官公庁の不祥事が内的に是正されないのは同じようなタイプが官僚集団を成しているからである．コケまくった最大の事例はオウム真理教だろう．そして，日本の大学，病院，医局でもこのような「大コケ」のリスクはいつでも潜んでいる．ちょっと役に立たなそうでも，異彩を放つ異能集団を作っておいたほうがよい．つまりは，教授などボスに楯突くタイプも絶対に囲っておいたほうがよい．

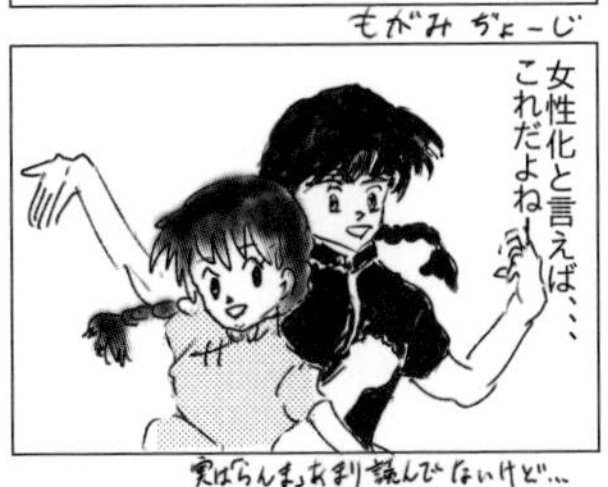

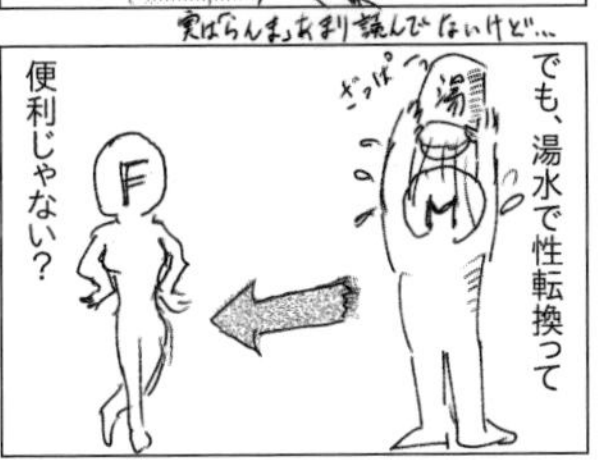

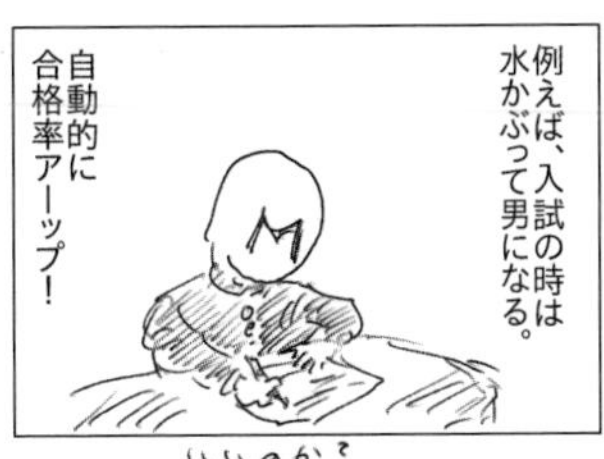

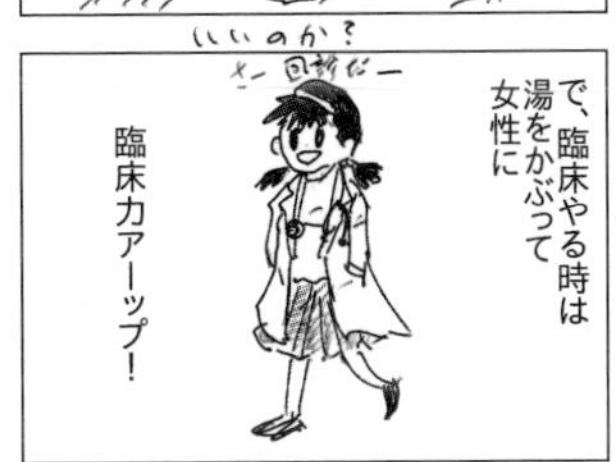

25 内田樹先生がよく引用し，それをしばしばボク自身も孫引きするのが「鶏鳴狗盗」である．『史記・孟嘗君列伝』の故事で，集団に鶏の鳴きマネがうまい人物や，盗みが得意な人物が組織にいると，それが組織全体を助けるという例えである．普段は鶏の鳴きマネなんて役に立たないのだが，そういう人物も大切なのである．

26 感染対策チームは看護師，薬剤師，検査技師，医師など複数職種の「異能の集団」であり，また女性の構成比が高まりやすい構造でもある．ぜひ，われわれが模範を示し，「感染症屋は女性フレンドリー」と周囲に評価されるロールモデルになりたいものである．そのためには，もっともっと，無駄な会議や大名行列的ラウンドをなくしていかんといかんけどな．

じゃないと，定時に帰れないぞ．

【参考文献】

1）OECD. Gender- OECD- DATA- Women make up most of the health sector workers but they are under-represented in high-skilled jobs. http://www.oecd.org/gender/data/women-make-up-most-of-the-health-sector-workers-but-they-are-under-represented-in-high-skilled-jobs.htm（Accessed 2021/3/10）

2）Tsugawa Y, Jena AB, Figueroa JF, et al. Comparison of Hospital Mortality and Readmission Rates for Medicare Patients Treated by Male vs Female Physicians. JAMA Intern Med. 2017；177：206-13.

3）Tsugawa Y, Jena AB, Orav EJ, et al. Age and sex of surgeons and mortality of older surgical patients：observational study. BMJ. 2018；361：k1343.

1 本稿執筆時点で，風疹が「また」流行している．やれやれ，の想いである．

2 報道によると，厚生労働省は風疹の抗体検査を妊婦のいる家族に呼びかけているのだそうだ．また，「来年度」の抗体検査を無料にするのだという．

3 なんでやねん．ぼくはそう思う．

4 風疹に関する啓発マンガを『もやしもん』の石川雅之先生に描いていただいたのは 2013 年のことである(章末に再掲)．当時も風疹は流行していたからだ．

5 ご存じのように，風疹は飛沫感染し，コミュニティーで飛沫感染を抜本的に防止する方法は存在しない．病院であれば個室隔離となるのだろうが，症状がない，あるいは軽微な人たちを個室に閉じ込める弊害のほうが大きい．先天性風疹症候群(congenital rubella syndrome，CRS)を予防したいのはやまやまだが，妊婦を妊娠期間中，長期間隔離するのも非現実的だ．

6 感染予防の方法はいくつかある．そのひとつが「感染経路の遮断」である．接触感染であれば，この遮断法はコミュニティーでもかなりの確度で可能だ．一番シンプルな遮断法は手洗いである．性感染症も感染経路遮断はかなりできる．具体的にはコンドームだ．

第 12 回 風化

7 飛沫感染の場合，マスク着用や咳エチケットである程度は感染経路の遮断はできる．が，その効果は限定的だ．よって，風邪とかインフルエンザとかは流行そのものをブロックすることがきわめて困難だ．風疹も同様である．

8 しかし，風邪やインフルエンザと異なり，風疹はかなりの確度で予防可能だ．それは感染経路の遮断ではなく，能動免疫の獲得による．つまりは，ワクチン接種である．風邪には有効なワクチンはない．インフルエンザにはワクチンはあるが，その効果は限定的だ．毎年推奨するくらいの効果はあるが，ガチッとした効果ではない．対照的に，風疹ワクチンの効果は非常に大きい．

9 要するに，だ．風疹予防，風疹流行の防止において役に立つのはワクチンだけなのである．それだけなのだ．

10 日本の場合，風疹ワクチンを接種していない人がたくさんいる．だから，風疹が定期的に流行する．これを避けたいのなら，ワクチンを打っていない人がワクチンを打つよりほかない．馬鹿でもわかるシンプルな理屈である．

11 感染症が「流行してから」予防接種をお勧めてしても，それは後手後手の手段にすぎない．ましてや，抗体検査をお勧めなんて，さらに後手に回った手法であり，さらに「来年度の」抗体検査云々に至っては笑止と言うよりほかない．

12 なぜ，火災が起きてから消火器を買えというのか．あるいは，自宅に消火器が置いていないか点検作業をしてください，という啓発活動を行うのか．そういうのは，火事が起きていないときにすることではないのか．

13 2013 年に風疹が流行したとき，また同じことがいつか必ず起きることは容易に予想できたはずだ．この 5 年間は一体何だったのだろう．

14 米国CDCによると，彼の国では2004年で国内での風疹は排除状態になり，2015年以降，海外からの持ち込みも含めて風疹は発生していない（rubella free）であるという[1)].

15 いつも思う．米国にできることが，なぜ日本にはできないのか．

16 方法はわかっている．定期接種の年齢制限を廃し，キャッチアップのシステムを整備して，予防接種推奨期間中にワクチンを打てなかった方にも定期接種として公的に予防接種を提供する仕組みを作ればよいのだ．

17 そして，それ以外に日本から風疹を排除する方法はない．

18 同じことは麻疹についても同様だ．2015年の排除以降，海外からの持ち込みにより繰り返し流行が起きている．

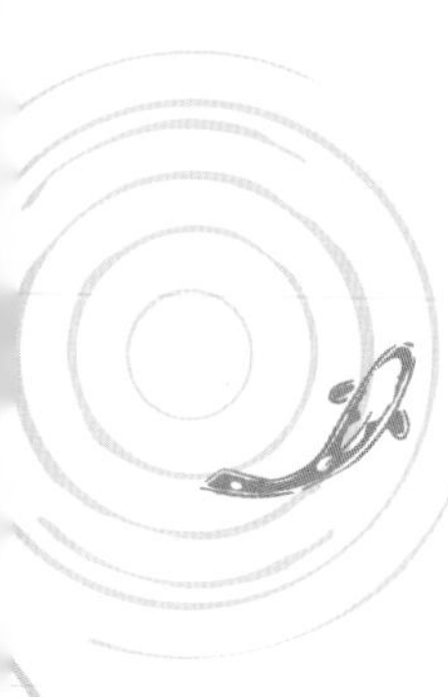

19 海外から麻疹ウイルスが持ち込まれるのは，まあやむを得ない．問題なのは，それが国内で「流行すること」だ．なぜ，流行するのか．免疫がついていないからである．なぜ，免疫がついていないのか．ワクチンを打っていないからだ．なぜ，ワクチンを打っていないのか．制度の不備があるからだ．

20 いい加減，政府も厚生労働省も，風疹や麻疹の流行があるたびに「抗体検査をしてください」，「ワクチン接種を“ご検討ください”」などというおためごかしを繰り返すのはやめ，抜本的な対策をとるべきではないのか．風疹，麻疹において，抜本的な対策は一つしかない．そんなに頭が良くなくたって，わかるはずだ．

21 風疹ワクチンには供給に限りがあるため，まずは抗体検査をして優先順位の高いほうからワクチンを打つべきだと厚労省は言う．

22 なるほど，机上の空論の屁理屈ではそうであろう．が，実際の医療現場でそのような計画経済的な計画が計画通りにいった試しはない．面倒くさい抗体検査とその結果の確認，その後のワクチン接種までのハードルは高く，多忙な日本人中年の多く（風疹抗体を持たない人たちだ）はそのような煩瑣な制度に乗り切れない．自分たちは関係ない問題だと，多くは思っている．事実，2013 年の風疹流行のあとも，ワクチンを打っていない人はたくさんいるではないか．

23 そのようなヒューマン・ファクターを顧慮すれば，「とにかく打ちまくれ．なくなったら，そのときは輸入する」くらいの勢いで，アッピールしなければ成果はあがらない．というか，せっかく計画経済的な対策を取るのであれば，流行する前から毎年風疹ワクチンをどんどん打っておけばよかったのである．去年も，一昨年も，その前の年も．

24 このような愚かな予防接種計画は日本に独特のものである．

25 愚かさは風疹・麻疹にとどまらない．平成31年まで運用されるという成人向け肺炎球菌ワクチン（ニューモバックス®）の接種間隔は5年おきであり，たとえば67歳とか，73歳の人は接種できない[2)]．これも頭の回転が速いだけがとりえの愚か者が作った，愚かな制度である．このような5年間隔の制度は，実験室のマウスであればちゃんと運用できるであろうけれども生身の人間はそうはいかない．体調が悪いときもあるし，気分が乗らないときもある．そうこうしているうちに，接種対象期間は過ぎてしまい，また5年も待たねばならない．厚労省は人間というものがまるでわかっていない．

26 財務省の横槍とかなんとか，いろいろ言い訳はあるのだろう．が，予算措置が厳しくてときに（しばしば）行政がストップすらする非効率的な米国連邦行政にできて，優秀な日本の行政マンにできないわけがないのだ．感染症フリーの状態というビジョンを持ち，ビジョンからアウトカムを設定

し，アウトカムから方法を導き出せば，風疹・麻疹対策は可能だし，その方法は一つしかない．が，日本の行政はビジョンを持たず，アウトカムすら持たず，そのときどきにアドホックに，リフレキシブに，場当たり的な対応を取るだけである．

27 今回の風疹流行が収まり，来年の抗体検査無料措置が終われば，また風疹問題は風化し，忘れられてしまうことだろう．そして何年かたって，また風疹が流行し，何人ものCRSが発生し，多くの両親たちが涙し，そして「抗体検査を受けましょう．ワクチン接種を検討してください」と連呼するのである．

28 厚労省の官僚は忙しい．よって，その業務には優先順位がある．プライオリティーが高いのは「今，国民が騒いでいる問題」である．あるいは「今，マスコミが騒いでいる問題」と換言してもほぼ同じことであろう．

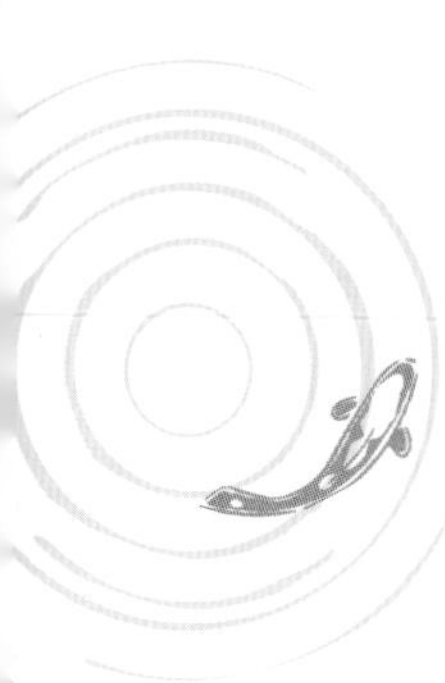

29 多忙な官僚がこのような構造で行政を行っていれば，当然「今，問題になっていないこと」が後回しになるのは当たり前だ．風疹ワクチンを打ちましょう，というのが風疹流行が「起きてから」だけになる．これもまた，構造問題である．

30 だからこそ，平時においてもあるべき予防接種の仕組みをアップデートしていく仕組みがいるのである．予防接種法はいちいち法改正しなければその接種の対象もワクチンの刷新も不可能だ．法改正だって「いまマスコミが騒いでいる」ことを前提としなければなかなか進まないか，先送りにされやすい．

31 日本版ACIP（予防接種諮問機関）こそが唯一のソリューションだ，とぼくが主張したのはもう10年近くも前の話である[3)]．なるほど，当時よりも今の日本の予防接種は「少しはマシになった」．たとえば，B型肝炎ワクチンが定期化された．けれども，ACIPは未だにできないし，システムは少しもよくなっていない．今もまた，「マスコミが騒いだとき」だけワクチンは前進する．メディアが騒がなくても前進しなければ，仕組みとはいえまい．

32 予防接種に科学性が欠如しているのも，現行システムの不備がもたらす問題だ．HPV ワクチンが日本で普及しないのは，HPV ワクチンに「エビデンスがない」からではない．HPV ワクチンを積極的に推奨するに十分なエビデンスはある．が，そのような結論に導くための科学的議論がない．メディアが HPV ワクチンにネガティブな騒ぎを起こし，このワクチンが政治化され，予防接種の仕組みが政治の仕組みであり続ける限り，このワクチンに未来はない．子宮頸がんに苦しむ日本の女性たちの未来も暗い．

33 官僚も政治家も，未来の日本のことなどどうでもよいのであろう．どうせ，そのころには担当者が二転三転して，そこには誰も責任を取らなくてもよい仕組みが確立されているのだから．あるいは政治家の多くは死んでしまっているのだから．そして，彼らは老人であり，あるいは男であるという理由で子宮頸がんになる心配はしなくてよいのだから．

34 というわけで，この原稿は数年後の新たな風疹流行のときに，そのままコピペして再掲していただきたい．同じことを繰り返しても論説が成立するなんて，なんてお気楽な国だろう．

35 新しい問題に取り組み，新たな手法を考えなくてよいのだから，感染症の専門家なんて楽なお仕事である．麻疹ワクチンを打ちましょう．風疹ワクチンを打ちましょう．HPV ワクチンを打ちましょう．日本版 ACIP を作りましょう．中国や韓国にもある CDC をそろそろ作りましょう．代わり映えしない，新規性のない主張をぼくはずっとずっとしてきた．5 年後も同じ主張をしていても，やはり議論は古びない．ありがたい国である．

36 悔しかったら，イワタの言ってることは大間違いだった，と証明してみせろ．

【参考文献】

1）CDC. Rubella in the U. S. 2016. https://www.cdc.gov/rubella/about/in-the-us.html（Accessed 2021/3/10）

2）厚生労働省．肺炎球菌感染症（高齢者）．https://www.mhlw.go.jp/stf/seisakunitsuite/bunya/kenkou_iryou/kenkou/kekkaku-kansenshou/haienkyukin/index_1.html（Accessed 2021/3/10）

3）医学書院 HP．岩田健太郎．【寄稿】予防接種行政に必要なのは日本版 ACIP．週刊医学界新聞第 2857 号．2009．http://www.igaku-shoin.co.jp/paperDetail.do?id=PA02857_03（Accessed 2021/3/10）

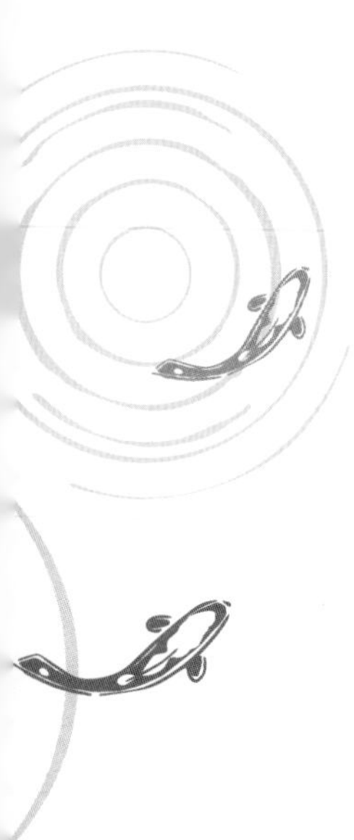

もやしもんと感染症屋の風疹(ふうしん)が大変暴れている！

作、石川雅之　監修、岩田健太郎
（神戸大学医学部附属病院 感染症内科

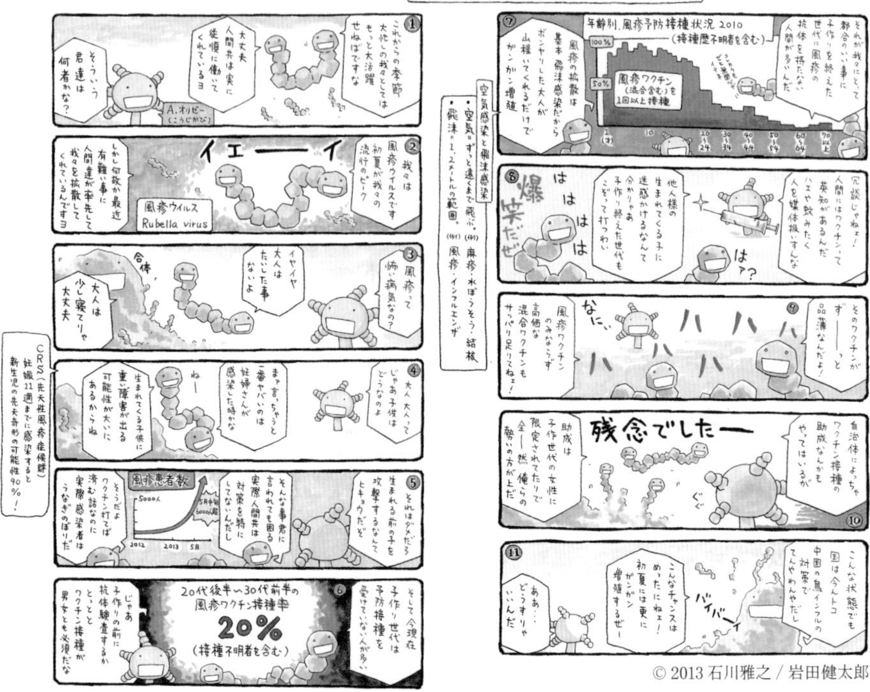

風疹対策どうすればいいの？

風疹に治療薬なし！「接種を検討」ではなく即ワクチン！

- 妊娠する前に夫婦共に予防接種を。
- ワクチンが効果を発揮するのは接種数週後 妊娠してから接種では遅い（父親）
- 妊娠中の母体へのワクチン接種はダメ！
- 子作り世代じゃない人もワクチン接種を。 他人事と思わず、自身が媒体になる事を防ごう

とはいえワクチンが足りないのよネ

提言 社会全体で妊婦と生まれ来る命を守ろう

- 定期接種の年齢区分をなくして、みんな接種＆無料化を。
- 風疹、MRワクチンの十分な量の生産、提供を！
- 他ワクチンとの同時接種を推奨すべき。

第 13 回　知性の劣化

1　本稿を書いているその日，インフルエンザでゾフルーザ®（バロキサビル）を処方された患者が急性発症の肝不全，腎不全を起こして某病院 ICU に入院している．まだ何も証明されたわけではないが，病歴からはゾフルーザの副作用であった可能性が高いと考えている．薬剤師さんがメーカーに問い合わせたところ，すでに同様の報告は数例あるのだという．

2　ゾフルーザが重症多臓器不全という副作用の原因となるのか．現段階では，何も言えない（2021 年 3 月 19 日に添付文書を確認したが「重大な副作用」には入っていなかった．そのかわり虚血性大腸炎などが追加されていた）．が，仮にそうだったとしてもぼくにはなんの驚きもない．新薬とは「そういうもの」だからだ．あと，本稿執筆時点では「耐性ウイルス」の「出現」が話題になっているが，これも臨床試験の段階ですでにわかっていたことで，なんの驚きもない．

3　ゾフルーザでわかっているのは成人で「プラセボより解熱が早い」，「タミフル® と（まあ）引き分け」，「小児では使った経験がある」くらいなものだ（臨床的には）．多様で大量の患者で使った場合の安全性についてはまったく未知のブラックボックスである．だいたい，タミフルの「異常行動」の因果関係ですら，ある程度の決着をつけるまでにものすごく時間がかかったのだ．ましてや経験値が乏しい新薬では「わからないことだらけ」である．

4 なぜ,「わからないことだらけ」な薬を処方するのか．ぼくには到底，理解できない．

5 患者が要求するから？　では，その患者とちゃんとコミュニケーションをとったのか．有効性や安全性について，きちんと対話したのか．まさか，テレビのコメンテーターよりも説明が下手，ではプロの医者としては失格ではないか．

6 「そんな，多臓器不全の話なんて聞いてない．情報がなかったのだから仕方がない」などとうそぶいてはならない．プロであれば，そのような「欠落している情報」の存在くらい，あらかじめ予測しておくべきなのだ．

7 というか，そのような「最初は未知だったけどあとで既知となる有害事象の発現例」は過去に枚挙にいとまがない．感染症だけ拾い上げても，ガチフロ®（ガチフロキサシン）の血糖異常，ケテック®（テリスロマイシン）の意識障害，テビケイ®（ドルテグラビル）の精神神経異常など，しょっちゅうである．「新薬にみだりに手を出すと未知だった副作用があとになって見つかる」というのはコモンプレイスである．

“戦争におけるすべてのアクションは確かな結果ではなく，予測される結果によって導かれる．確実さを欠くものすべては，運命，あるいは偶然（どちらで呼んでくれてもよいが）にいつだって委ねられねばならない．そのようになるものはできるだけ少なくせんとわれわれは欲するのだが”

カール・フォン・クラウゼヴィッツ『戦争論』

8 医療についても同様だ．患者についてすべてがわかっていて，すべての確実な情報が得られたうえでできる医療行為などはめったにない．

9 しかし，与えられた情報をフルに活用して，できるだけオタオタしなくてすむように「予測」をすることが大事である．予測は,「仮説生成」と言い換えてもよい．与えられた現状からもっとも理にかなった仮説を生成し，欠落した情報を充足しつつ行動する．

10 「トイレで小便をしているときに急に気が遠くなった」のであれば，micturition syncope，つまり排尿時の血管拡張に伴う中枢神経への血流低下，シンコピーではないか，と「仮説」を生成する．それが一番理にかなった，合理的な説明だからだ．逆に「座って作業しているときに，いきなり，なんの前触れもなく気を失った．今月これで3度め」という話であれば，「これってやばいシンコピーじゃないの？　不整脈？」などと考える．後者はぼくが実際に経験したケースで，この方は12誘導心電図も心エコーもホルターも全部正常だったが，EPスタディーで誘導心室細動が見つかった．たとえ，稀な事象であっても，奇異な仮説であっても，それが唯一の合理的な仮説であれば，徹底的に調べてみるものなのだ．ベイズ的にいえば，事前確率が高いときの検査陰性は，「そこで止まってよい」ことにはならないというわけで．

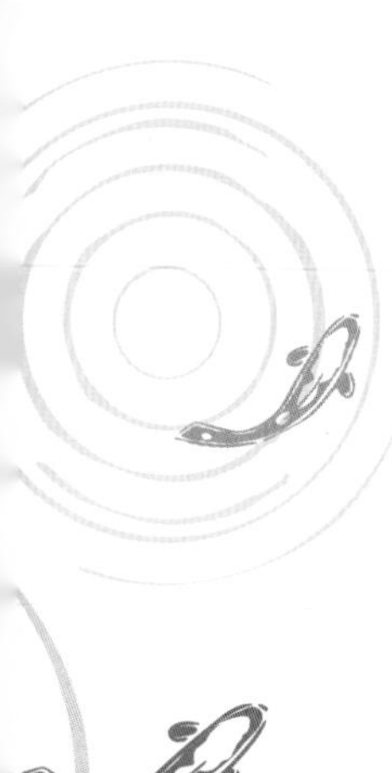

11 シンコピーの現場を医者は（めったに）みるわけではない．過去の時間情報である．しかし，欠落した情報はありったけの想像力と推理力でカバーする．病歴聴取という時間情報がパワフルになるのは，この推理力あってこそだ．

12 このような仮説生成をアブダクションという．演繹法，帰納法と並んで使われる思考プロセスの一方法である．哲学領域のプラグマティズムでしばしば活用される方法だ．そしてこれは実に臨床的な思考法でもある．だから，臨床医はすべてアブダクションをしっかり学ぶべきだと思う．

13 新薬であれば，第三相試験までには検出できないような稀な副作用，あるいは臨床試験にのってこないような基礎疾患がある，併用薬がある，などなどの患者に使ったときに不測の事態が「起きるんじゃないかな」と考えるのがまっとうな仮説生成，アブダクションである．タミフルとせいぜい引き分けな薬が，その後もまったく誰にも安全に使える，と思い込むのはナイーブすぎる．そういう可能性についてまったく想像すらしてみなかった医者は，いくらなんでも頭使わなすぎだ．

14 はっきり申し上げて，「なんだかよくわからない」新薬に飛びつく医者は頭が悪すぎる．そのくらい，考えればわかるだろ，と思う．受験以来，全然，頭，使ってないんじゃないか．

15 知性の劣化は起きうるか．もちろん，起きる．なんだって訓練と工夫を怠ってれば，その能力は劣化するのだ．

16 どんなに優れた才能の持ち主でも．アスリートであれ，将棋や囲碁の棋士であれ，ミュージシャンであれ，ぼーっと何年も訓練を怠っていれば，絶対に能力が落ちる．そして，優れたアスリートや優れた棋士や優れたミュージシャンは例外なく，日々の鍛錬を怠らない．自分の能力を維持し，伸ばすために人一倍，努力している．

17 ではなぜ，知性だけが「何もしなくても」メンテされるという，ありえない仮説が成立するのか．そんなわけはないじゃないか．

18 しかし，多くの医者はそのように信じこんでいる．その証拠に，大学受験を突破したあとの医学生は本当に勉強しない．勉強するのは少数派だ．「おれは勉強している」と嘯く人もいるが，それは到底高校時代のそれとは別物だ．ごくわずかな学生だけが例外的に「勉強している」．これは，海外の医学生と接していると痛烈に実感できる．彼らはホンマによく「勉強する」ので．

19 ぼくは神戸大学の医学生たちを集めてインタビューし，これを質的研究にまとめたことがあるが，この研究でも，多くの医学生は「大学受験が努力のピーク．あんだけがんばったのだから，あとはのんびりレイド・バックして～」というエートスを持っていることが示唆された[1)].

20 高校時代は必死に勉強したから，あとはペースが落ちるというのだ．これを「当然」と考えている医者はとても多い．

21 また，高校時代が努力のピークという話は勉強にとどまらない．たとえば，部活動がそうだ．多くの部活動では，大会での勝利至上主義のために無茶苦茶なシゴキをする．無理を強いる．

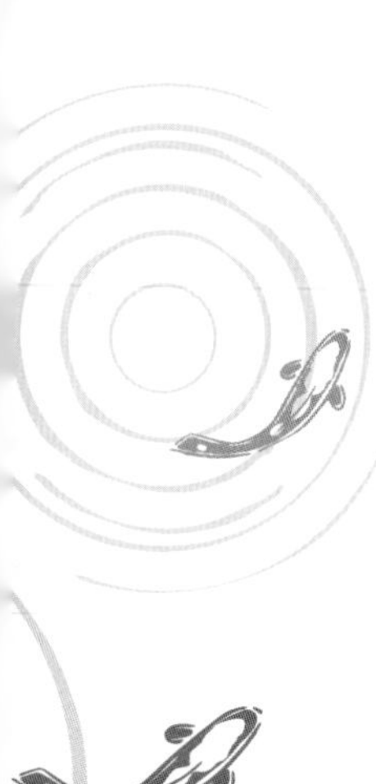

22 シゴキや理不尽に耐え抜いた選手たちは，ときに栄冠を勝ち取り，ときに挫折に涙するのだが，シゴキや理不尽に耐え抜いたからといって，その「こころ」が強くなるわけではない．その証拠に，そういう選手たちの多くは高校を卒業すると，あれほど熱を上げて取り組んできたその種目を引退してしまうのだ．あるいは同好会レベルで，のんびりやるのだ．あるいは，その道のプロになったとしても，その当時のインテンシブな努力を維持はできなくなるのだ．

23 たとえば，野球がそうだ．多くの高校球児たちがシゴキに耐え抜き，真夏の理不尽な大会に出場し，肩を壊すのも厭わずに連戦完投を繰り返す．彼らの多くは野球から退き，一部はプロになるが，当時と同じインテンシティで訓練を繰り返すものはごく少数派である．逆に，不摂生で贅沢に身を持ち崩して活躍できず，選手生命を自ら短くしてしまう者も少なくない．

24 そして，彼らの「こころ」は決して強くなっていたわけではない．しごく，しばくコーチがいなくなったら，努力を止めてしまうのだから．彼らは単に，理不尽に対して鈍麻になって，ぼーっとしていただけにすぎない．それはほんとうの意味での強さではない．

25 本当の「強さ」とは，ぼくが考えるに，コーチがいくら要求しても，「真夏での連投完投はしません，将来がありますから，こんなところで壊れたくありません」と意思表示できることだ．高校時代の数年間だけシゴキに耐えて，その後努力を止めてしまうのではなく，自分のペースを守って（コーチがなんと言おうと），高校卒業後もやはり努力を続けることだ．

26 高校時代に無理をして（過剰で不適切な）努力をして，あとはだらりと過ごしてしまうのは，まるでフルマラソンに出場して最初の数キロだけ短距離走なみに全力疾走するようなものだ．人はこのようなマラソンランナーを「愚か者」と呼ぶだろう．では，なぜ医学部に入学した人たちは，同じことをやっていても「頭がよい」とチヤホヤされるのであろう．単なる勘違いではなかろうか．

27 大事なのは，高校時代（あるいは他のどの時期でもよいが．これが幼稚園のお受験でも中学受験でも，話は同じだから）に努力しすぎないこと．努力と工夫を止めないこと．能力を維持し，向上させ続けることだ．医者であっても，そうしなくてよい理由はひとつもない．

28 繰り返すが「努力」とは過酷さに耐えることではない．多くの医者は，そりゃ，過酷さには耐えている．睡眠時間を削り，長期の労働時間に甘んじている．

29 しかし，それはそれで一種の思考停止であり，別の意味での「努力不足」である．過酷な環境に耐えるくらいなら，なぜ労働環境を改善させようとしないのか．なぜ改善しないに決まっていると思い込むのか．そういう思考停止こそが「努力不足」なのである．「楽をしたけりゃ，努力しろ」というのは，そういう意味だ．

30 なぜ，新薬に飛びつくのか．製薬メーカーの甘い囁きに飛びついてしまうからである．自分で論文を読み，自分の力で薬を吟味し，アブダクションを用いて「未知のリスク」

慈英伊出男

もがみぢょーじ

烈火の炎
アオイホノ○

やはり勝つべきはこいつだ！
ジャッ

しかし、こいつを作られちまうと、、、
とても勝てん！

いいんだ！
分かってくれる人にだけ
分かってもらおう！
ええんちゃう？

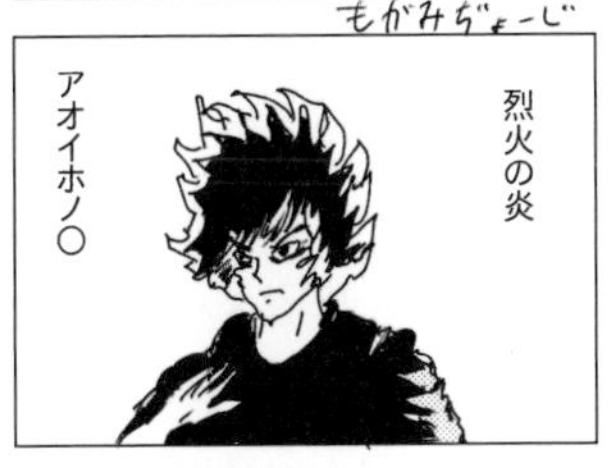

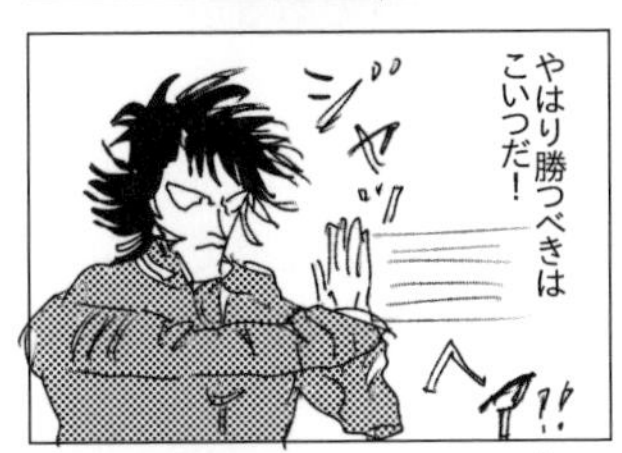

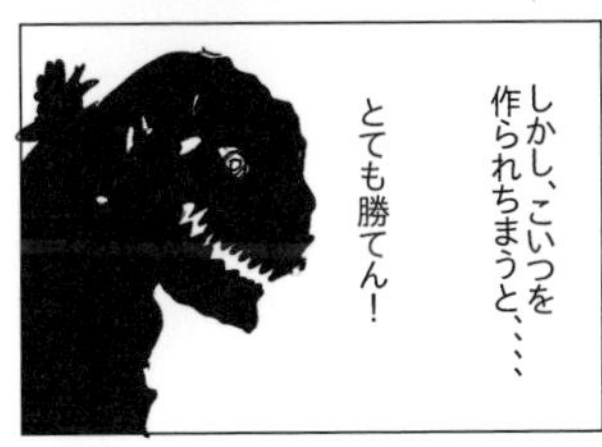

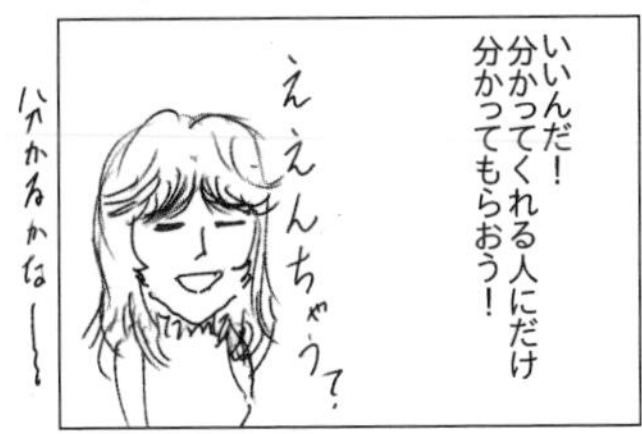

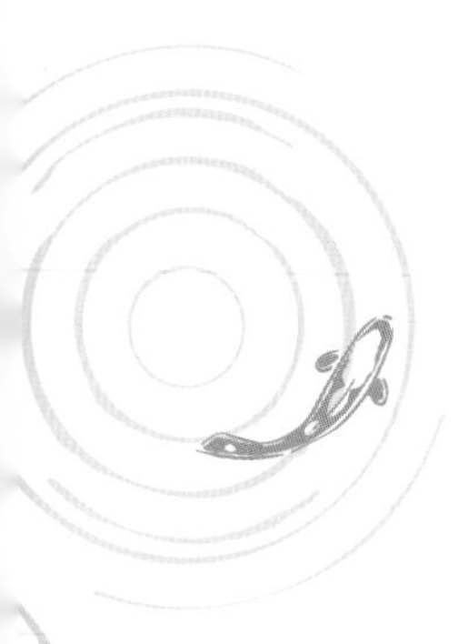

を予見し，想像しないからである．要するに努力不足であり，知性の劣化である．そして，能力が劣化していることすら気づかないのである．

31 アスリートや棋士たちは自らの「現在」で実力が評価される．過去のチャンピオンもランクは下がり，過去の名人も盤上で若手に打ちのめされる．

32 が，医者の多くは「過去の栄光」を今の力と勘違いし続けることができる．努力を止め，周囲に「老害」とすら呼ばれるベテラン医が，勉強して実力も上な若手よりも上から目線で「実力が上」と嘯くことができるのも，過去の栄光を現在の能力に置換できるがゆえである（ただし，手技においてはそうではない．カテーテルでも手術でも，現在の能力が能力のすべてだ．よって，皮肉なことに，日本では手技ができることに関しては能力主義であり，その能力の維持向上のための努力を惜しまないのである……）．

33 ゾフルーザが発売されて，インフルにゾフルーザを処方しまくるのは知性の劣化の証拠である．はっきりとそう覚悟すべきなのだ．そして，知性の劣化を止めて，ひっくり返す方法はひとつしかない．

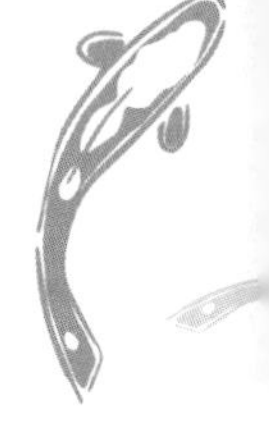

【参考文献】

1）Iwata K,Doi A. Can hybrid educational activities of team and problem based learning program be effective for Japanese medical students? Kobe J Med Sci. 2017；63：E51-E57.

第14回 非劣性化

1 非劣性試験（non-inferior trial）というものがある．臨床試験デザインのひとつだが，なかなか理解は難しい．非劣性，という考え方がそもそもわかりづらい．理解が難しいと言われる（よってベイズ統計学が注目されるのだが）帰無仮説よりもわかりにくい．非劣性ではない（not non-inferior）とか言われると今でも混乱する．二重否定すんな，って昔教わらなかったか．

2 「非劣性ってなにそれ，食べられるの？」という方には山本舜悟先生の，その名もズバリの「感染症医のための非劣性試験の読み方」という論説が IDATEN の KANSEN Journal に掲載されているので，そちらを参照されたい[1)]．もちろん，医師のみならず，感染症関係者すべてが読んでも勉強になるし，役に立つと思う．

3 山本先生がすでに秀逸な解説をされているなかで，ぼくがやりたいのは，非劣性試験の解説などという無謀な試みではない．そういう，危ういことをやるとあちこちの臨床研究のプロたちから集中砲火を浴びて蜂の巣になってしまう，まじで．

4 本稿でやりたいのは，やはり「本質」の話である．つまりは，非劣性試験というデザインの本質．

5 なんといっても，感染症領域では非劣性試験が多いのである．

6 理由は簡単だ．それは，21 世紀の現在においては，細菌感染症であれ，ウイルス感染であれ，治療戦略は基本的に「完成している」からだ．

7 非劣性試験の最大の特徴は，対照群に「プラセボ」を提供しないことにある．

8 プラセボとの比較が正当化できるのは，標準的で，完成された治療法が存在しないような疾患に対してだ．たとえば，認知症〔もっとも，最近読んだなかではマイベストな医学書，小田陽彦先生の『科学的認知症診療 5 Lessons』（シーニュ，2018 年），によると，「認知症」は診断名ではないそうだが，まあ，ここでは，それはよい〕．たとえば，線維筋痛症．たとえば，過敏性腸症候群（IBS）．こういった疾患には「これ」という完成した治療法が存在しない．よって，プラセボ群との比較は正当化される．

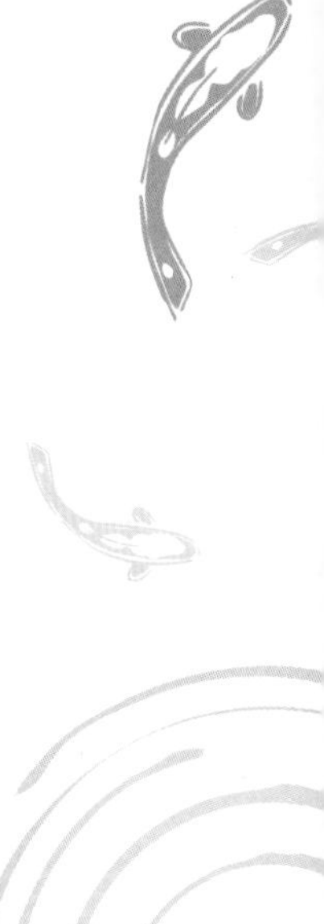

9 しかし，細菌感染症における治療戦略は「抗菌薬」であり，この点ではほとんど完成されている．

10 もちろん，例外は多々ある．たとえば，多くの急性中耳炎や小規模の皮膚軟部組織感染ならば抗菌薬なしでも治ってしまうのが普通だ．が，われわれが取っ組み合うメジャーな細菌感染症のほとんどは，抗菌薬こそが治療戦略の骨幹だ．

11 治療戦略の進歩やリファインメントにおいて一番ホットな領域のひとつが，「敗血症」である．

12 ステロイドは使うか，使わないか．輸液はどんなふうにすべきか．昇圧剤は何をどのくらい使うか．非常に熱い議論が展開され，臨床試験が雨後の筍のように次から次へと発表される．しかし，逆に言えば敗血症治療におけるステロイドや輸液や昇圧剤や呼吸管理などは，いまだ完成型のない発展途上なトピックなのだ（だから，議論が熱くなる）．敗血症性ショックにステロイドを使うか，否かについては熱い議論が展開されるが，敗血症性ショックに抗菌薬を使うか，否かの議論は起きない．要するに敗血症においても抗菌薬こそが治療の骨幹なのであり，そこは揺るがないスタンダードなのであり，よって熱い議論すら起きようがないのである．

13 細菌感染症に比べると，ウイルス感染においては，まだ「完成型」というものがきっちりはしていない．細胞内感染するウイルスに効果的，かつ安全な治療薬の開発は，細菌感染治療薬に比べると本質的に困難なためだ．

14 しかし，そのような高いハードルすら，近年では乗り越えられようとしつつある．

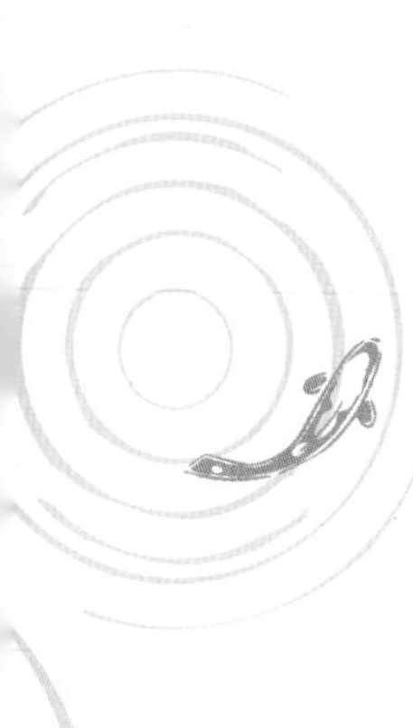

15 典型例は，HIV 感染だ．HIV については，複数の抗ウイルス薬を併用する高レトロウイルス療法（ART）が「完成された」治療法だ．それが完成されたのはもう 20 年近くも前のことで，1990 年代後半のことだ．要するに，コンビビル®（AZT，3TC）（あるいはツルバダ®＝テノホビル・エムトリシタビン）とカレトラ®（ロピナビル・リトナビル）あるいはストックリン®（エファビレンツ）の段階で，HIV/AIDS 治療は完成したのである．

16 その証拠に，その後数多くの HIV レジメンが開発されてきたが，それはすべて非劣性試験による「非劣性」の繰り返しである．

17 ぼくが『抗 HIV/エイズ薬の考え方，使い方，そして飲み方』（中外医学社）を出したのは 2011 年のことである．さすがに古すぎるので，そろそろ改訂版※を出さねばならぬと編集部からせっつかれているのだが（すみません），実は「考え方」そのものは 2011 年以来まったく変わっていない．いや，1996 年くらいから変わっていない．戦略的にはコンビビル・カレトラがやっていることを，モダンな現在の ART もやっているだけなのである．ただ，錠数（ピル・バーデン）が少なくなったり，副作用が減ったり，そういう他のアドバンテージが加味されてきただけなのである．（※ 2019 年に『抗 HIV/エイズ薬の考え方，使い方，そして飲み方 ver. 2』を出しました!!　読んでください！）

18 もっとも，新薬だからベターな薬というのも短見である．新薬のほうが古い薬よりも副作用が少なく，安全性が高いというのは必ずしも正しくない．それどころか，「優等生」ばかりを集めた第Ⅲ相試験まででは，腎機能や肝機能が悪い患者，アドヒアランスが悪い患者，併用薬が多い患者，基礎疾患のある患者などでの有効性や安全性は担保されない．

19 特殊な患者，たとえば妊婦における推奨薬は新薬とはならない．DHHS が推奨する（AI）ART レジメンでも Bictegravir やドルテグラビルは妊婦では禁忌である．特に後者は新生児の神経管欠損症のリスクが指摘されており，これは本薬承認時には知られていなかったリスクだ．そして，推奨薬は ABC/3TC や TDF/FTC，ATV/r，DRV/r あるいは RAL という古い，そして保守的なレジメンなのだ．

20 話を戻すが，要するに HIV/エイズの治療薬は 90 年代に「完成」されている．だから，新薬の臨床試験は常に非劣性試験にせざるを得ない．そして，90 年代のレジメンに本当の意味で「勝った」新薬はない．革命的な ART 以上の「なにか」が開発されない限り，HIV/エイズの治療に関連した臨床試験は非劣性試験であり続けるだろう．

21 HIV 以上に「完成された」と目されるのは C 型肝炎ウイルス（HCV）に対する DAA だ．

22 HIV感染に「治癒」はないと考えられているが，HCV感染は治癒する．ほとんど治癒する．このへんはJ-IDEO誌の松尾裕央先生の連載をご覧いただきたい．DAAもたくさんの薬がたくさんの病態やステージに対して開発され，吟味されているが，やはり非劣性試験の連鎖になるのは構造上明らかだ．

23 HIVやHCVほどではないが，B型肝炎ウイルス(HBV)やヘルペス属のウイルスにも特定の抗ウイルス薬がある．よって，アメナメビルのような新しい抗ウイルス薬の臨床試験も非劣性試験のデザインとなる．詳しくは拙著『抗菌薬の考え方，使い方　ver. 4』(中外医学社，2018年)を読んでくだされ．

24 というわけで，長々と感染症関係の臨床試験は非劣性試験になりやすい，という話をしてきた．感染症のプロになる，プロであるためには非劣性試験の理解は必要不可欠ということだ．

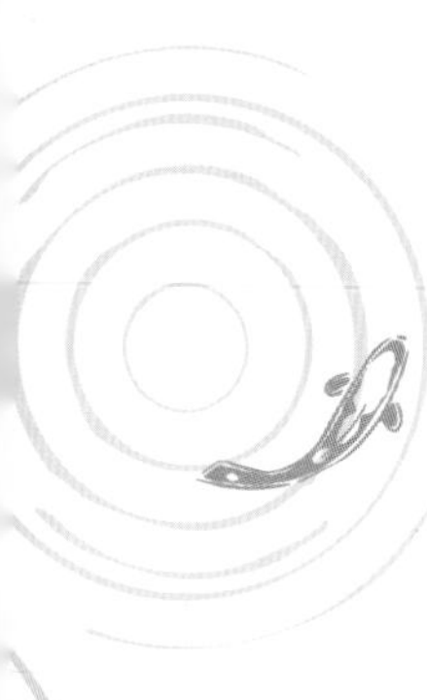

25 さ，そこで非劣性試験の「本質」の問題である．

26 ぼくが考えるにですね，非劣性試験，というのは臨床研究デザイン上の一つの「失敗」なんじゃないか，と思うのだ．えー，ここまで引っ張っといて，それかよ．

27 非劣性試験の科学性を担保するキモは，非劣性マージンを根拠とするサンプルサイズ計算である．

28 ところが，この非劣性マージンの設定そのものが問題ありありなのである．

29 そもそも非劣性試験の存在根拠(レゾンデートル)は，後発の，特別なアドバンテージを持つある治療が，先発の「その」アドバンテージを持たない治療と比較してどうよ，という命題が生じた場合にある．アドバンテージというのは，たとえばコストだったり，飲みやすさだったり，副作用の少なさだったりする．

30 もっとも，現在の非劣性試験の多くは，アドバンテージがあろうがなかろうが，新薬の吟味のためにとりあえず非劣性やっとけや，っとなっている場合も多いのだけれど．だいたい，新薬はたいていコスト的には不利だし，不明な副作用のリスクは高いし，本質的に非劣性試験とは相性が悪いのだ．

31 さて，というわけで，非劣性試験で吟味される治療には，なんらかの既存の標準治療に対するアドバンテージが必須である．必須であるべきだ．

32 では，そのアドバンテージがしっかりしたアドバンテージであり，医療者や患者にとって大きな価値を持つのであれば，**非劣性であろうが劣性であろうが関係ない**，とぼくは思うのだ．

33 ルイ・ヴィトンのバッグがなぜあんなに値段が高いのかというと（買ったことがないので，適当に言っていますが），既存のその他のバッグとの価格差を物ともしないアドバンテージがあるからだ．ここでは価格の違いが「非劣性」である必要はないのである．

34 典型的な例をあげる．急性虫垂炎だ．

35 急性虫垂炎を手術せずに「抗菌薬で散らす」という方策は昔から試みられてきた．で，「非劣性試験」では，虫垂切除術と比較して，抗菌薬治療は「非・非劣性（not non-inferior）だったのである．しかし，アウトカムであった30日後の合併症（腹膜炎）の発症率は抗菌薬群で8%，虫垂切除群で2%だったのである[2)]．

36 なるほど，急性虫垂炎治療では抗菌薬治療よりも手術

のほうがベターである．しかし，抗菌薬群でも92%もうまくいくのである．患者さんの中には「そんなにうまくいくのであれば，私は手術は怖いから嫌だ」という人だっているのではなかろうか．

37 そう，非劣性マージンを決めるのは医者でも研究者でもない．本来，その価値（マージン）を決定するのは患者であるべきだ．しかも，それは患者の平均値であってはならない．たとえ，99%の患者が「手術がよい」と判断したとしても，「その」，「眼の前の」患者の価値観は「手術は絶対に嫌」かもしれないのだから．

38 そう，非劣性マージンを事前に研究者目線で設定するのは，研究の精度や学問的なテクを高めるには有用だが，あまり臨床的とは言えないのだ．そして，われわれは断固として臨床的であり続けるべきではないのだろうか．ぼくが非劣性試験をその設計（デザイン）において「失敗している」と考えるのはそのためだ．

39 そこで，大事になるのはエフェクトサイズである．

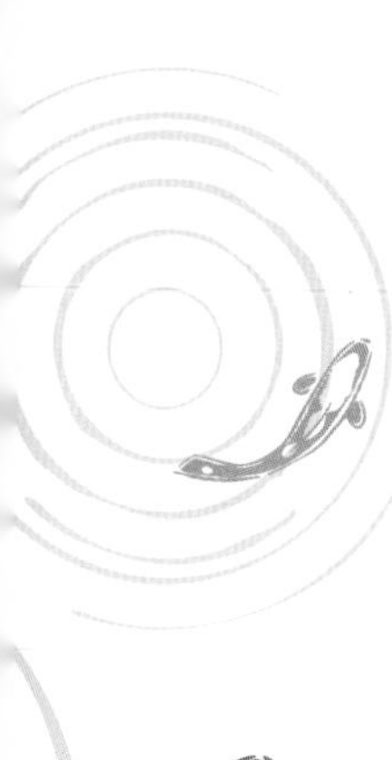

40 要するに先行品と「どのくらい差があるか」という程度問題だけ検証すればよいのであって，その差が（その患者に）許容できさえすれば，それで後発品は使う価値がある．事前に定めた非劣性マージンも統計的な有意差の有無も関係ない．大事なのはエフェクトサイズはどのくらいか．その差が患者に許容できる差か．そして，その差が生じる可能性のまぐれの可能性（サンプルサイズ）の吟味である．

41 というわけで，非劣性か否かのあの面倒くさい検証作業そのものが，やたら詐欺的な行為だとぼくは想うのだ．これはきわめてマルクス的なというか，あるいはアダム・スミスでもなんでもいいけど，「等価交換」の問題なのだ．

42 あ，ジョジョというべきだったか．

慈英伊出男

もがみちょーじ

シンプルな料理ほど難しい。
うまいぞー！
じゃー
じゃー
たとえばステーキ

たとえば、お刺身
究極だー
あーる
じゃなーい

アッペの診断も難しい。
うーん痛いよー
アッペかな〜

実は尿路結石でした。
うーむ
オチがないぞー!!
北京時代の苦い思い出

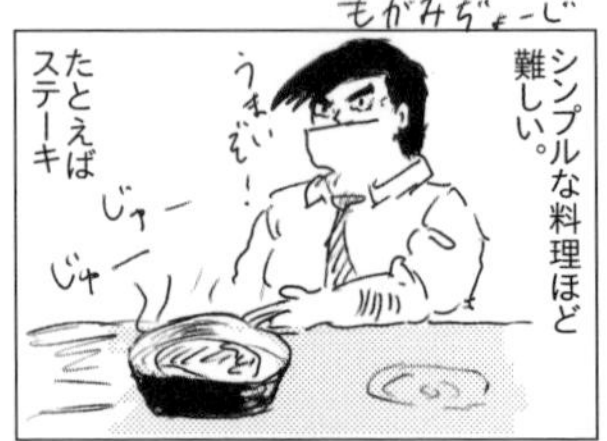

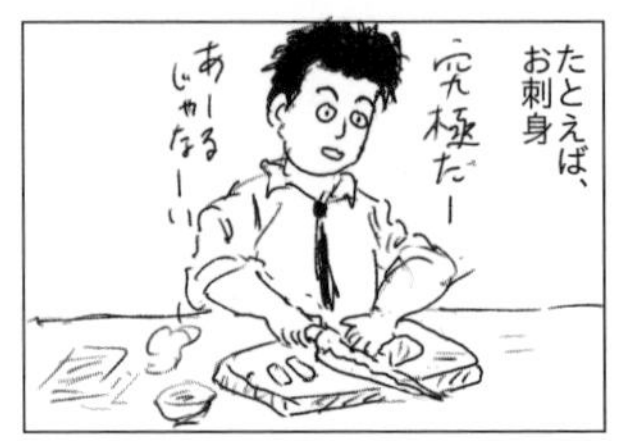

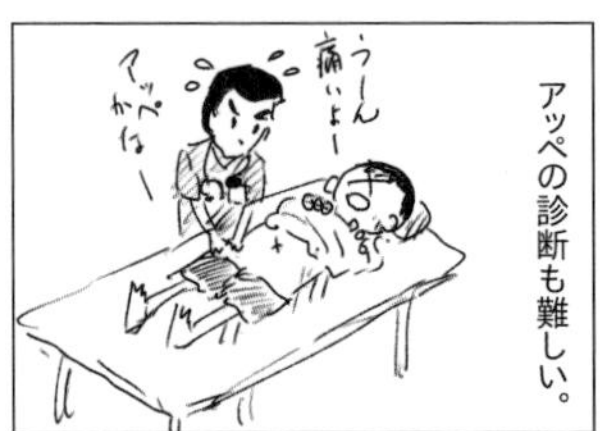

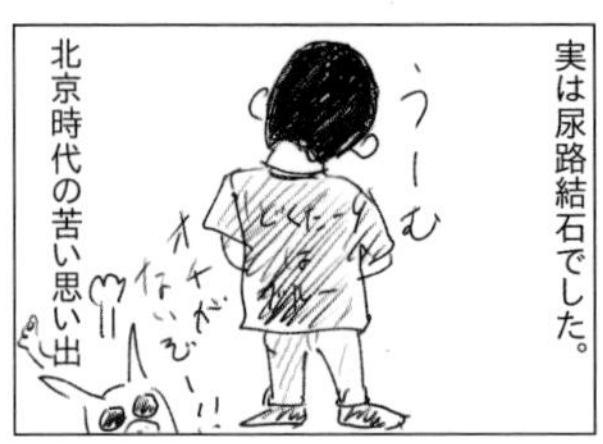

【参考文献】

1）山本舜悟．感染症医のための非劣性試験の読み方．KANSEN Journal. 2014；51. http://www.theidaten.jp/journal_cont/20140826J-51-1.htm（Accessed 2021/3/10）

2）Vons C, Barry C, Maitre S, et al. Amoxicillin plus clavulanic acid versus appendicectomy for treatment of acute uncomplicated appendicitis：an open-label, non-inferiority, randomised controlled trial. Lancet. 2011；377：1573-9.

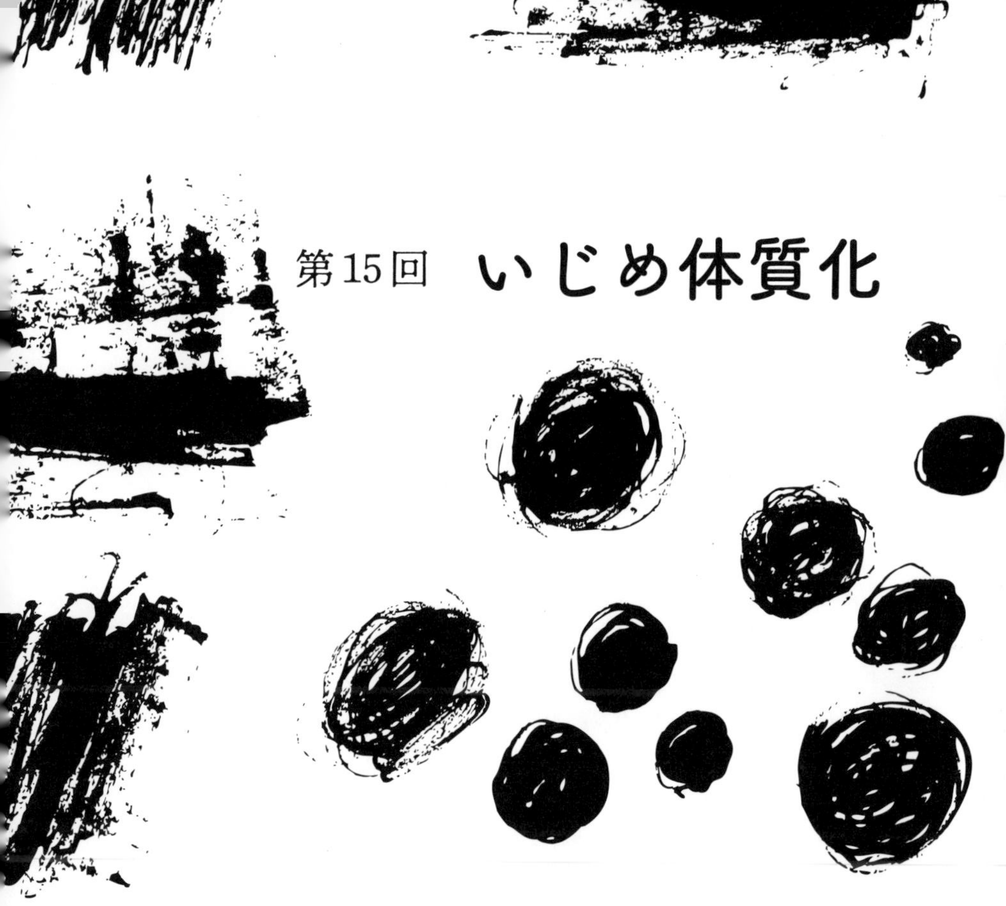

第15回 いじめ体質化

1 本稿を書いているのは2019年3月下旬のことである．国内では芸能人のピエール瀧が違法薬物を使用したために逮捕された．

2 ぼくは芸能界についてほとんど無知なので，このピエール瀧という人物をまったく知らなかった．大河ドラマの『いだてん』に出ている足袋職人だ，と聞いて「へー，そうなの」と思った程度である．ぼくはテレビをほとんど観ないのだが，このところ「大河」に凝っていて（日本史や世界史にも凝っている），毎週録画して楽しんでいたのだ．

3 ところが，その『いだてん』も再放送時にはピエール瀧が出演するシーンをカットしたり，代役を立てて今後は出演させない措置をNHKはとったという．過去に出演したドラマや映画も放映しなくなり，ウェブ配信のアーカイブからも削除するのだとか．

4 NHKはこういう対応をすべきではなかった．ピエール瀧が出演するドラマやら映画やら演奏する音楽を封印するのは過剰な忖度以外の何物でもない．

5 言い分はわかる．犯罪者が出演・演奏するようなドラマや映画や音楽を観たり聴いたりするのは不愉快だ，見たくない，というクレームがつくというのだろう．

6 子どもの教育上よくない，という意見もあるかもしれない．が，どのようなタイプの犯罪を犯した人間が出演するドラマを観るから，子どもが同様の犯罪に走るという理路はまったく整合性がない．もし，犯罪者の容姿がテレビに現れることで，サブリミナルに子どもに犯罪への性向を持たせる，というのならば（そんなアホな話はないと思うが，まあ仮に百歩譲っての話だ），犯罪者を映像で見せるニュース番組やバラエティー番組や，ドキュメンタリー番組のたぐいはすべて排除せねばならないではないか．

7 というわけで，犯罪者が出演する媒介をテレビなどから排除するのは「不愉快だ」感情に阿(おもね)って，ということになる．これが，ヤバイものの考え方なのだ．

8 なぜならば，「不愉快」は主観であり，その主観には基準がないからだ．よって，この「不愉快だ」論法は，いくらでもバッシングを正当化する道具にできる．

9 感情的な根拠で他者に恣意的な抑圧を加える．これを「いじめ」と呼ぶ．ピエール瀧の構造的なバッシングは集団による一種のいじめなのだ．

10 そんなことはない，コカインなんか使うけしからん奴は罰せられてあたりまえだ．こういう意見もあるだろう．これが，ヤバイ．そもそも犯罪者を罰するのは刑法という法である．法による罰に加えて個々人が恣意的に他者を罰するのはリンチである．

11 ある人物がコカインを使用したからといって，その人物が過去に出演した作品の質は1ミリも低下することはない．下がった，と感じたとしたらそれは見るものの主観でしかない．なるほど，ドストエフスキーの作品を予備情報ゼロで読む場合と，彼が重度のギャンブル依存症で財産をすりまくって愛する妻に多大な苦労を強いた，という情報を得た後で読む場合とでは，作品の見え方は変わってくるかもしれない（変わってくるだろう）．しかし，変わったのはドストエフスキーの作品ではなく，あくまでも読むわれわれの感じ方だけだ．読者の感じ方を作者はコントロールすることはできない．身内を殺された経験を持つ読者は『罪と罰』を読めば，そのような経験のない者とはまったく異なる小説の読み方をするだろう．しかし，それは『罪と罰』の責任ではない．読者の個々のバックグラウンドをすべて配慮して小説を書くことなどどだい不可能だし，不必要だ．

12 それでも，「コカイン使用者が出演するドラマなんて観たくない」という人はいるだろう．それはその人の自由だ．勝手に観るのをやめるがよろしい．が，他者にも同様の見解をもたせ，同じ判断を要請するのはやりすぎだ．

13 こういう同調圧力は日本固有のものとは限らない．たとえば，自由の国と思われがちなアメリカ合衆国もこの手の失敗をしがちである．最近では，マイケル・ジャクソンの児童虐待疑惑が生じ（真偽の程はよくわかっていないらしい），彼が出演したアニメ作品がお蔵入りになったりしている[1]．

14 実は，アメリカもまた，同調圧力の非常に強い国である．日本と異なり，「同調」の基準がひとつとは限らないだけで,「ここでは，こう振る舞うのが政治的に正しい」という同調基準は日本以上に，きつい．映画やドラマの表現規制も，日本よりもアメリカのほうがきついことが多い．

15 罪を憎んで人を憎まず，とはよく言うが，その実われわれは罪はそっちのけで人を憎み，バッシングに懸命になる．バッシングしてもよい判定を受けると，人は総出でその人物をタコ殴りにしようとする．

16 だが,「ここにタコ殴りにしてよい」と判定された人物が出現したときこそ，ぼくらは罵声を抑制し，振り上げた拳をもう一度下げて，ひとつ，ふたつ深呼吸しなくてはいけないのだ．ピエール瀧は自らの罪を認めて，警察に逮捕された．彼は法による処罰を受けるだろう．それだけのことだ．こうした「やり過ごす能力」をぼくらは持たねばならない．

17 ことあるごとに嵐のようなバッシングでタコ殴りにするのが常態化すると，人々は「殴られるか，殴られないか」だけを基準にして，おどおど，ビクビクしながら，周りの目を窺いながらものごとを判断するようになる．いじめ問題を乗り越えるには，いじめそのものをなくすのが大事なのだが，むしろ人々は「自分がいじめられる側に立ちたくない」,「いじめがあってもよいけど，俺がいじめられるのはゴメンだ」というメンタリティーになる．

18 やっと本題の感染症に戻ってきたが，厚生労働省が数々のワクチン問題で毅然とした態度と科学的な判断で政策を打ち立てられないのは,「タコ殴りにされるのはゴメンだ」といういじめ回避の原則に従って行動しているためだ．それは，90年代のMMRワクチンの副作用のトラウマの残滓かもしれないし，B型肝炎訴訟の影響かもしれないし，HPVワクチンでの訴訟や大きな声や，マスメディアによる扇情的な報道によるものなのかもしれない．

19 これはぼくの推測だが，しかし，おそらくはかなり正

JCOPY 498-02138

しいと思っている推測だが，厚労官僚のほとんどは，幼少の頃からいじめを見てみぬふりをして育ってきたのだと思う．誰か他者がいじめられていた場合，それを阻止しようとはせずに傍観するか，あるいは加担する側にいたのだとぼくは思う．「面倒事はゴメンだ」の無責任体質とはそういうエートスから組織体質に変じていくものだからである．

20 科学的リテラシーがないのならともかく，ちゃんとデータを読み取る能力があれば，HPV ワクチンの利益はリスクを遥かに上回るのははっきりしている．よって，国としては積極的にこれを推奨するのが筋であるし，現に多くの国ではそうしている．が，それができないのは日本社会が「いじめ回避型」，「俺だけはババをひきたくない型」の社会だからだ．

21 日本でブラック企業がのさばり，ブラック体質の医療現場がなくならないのも，日本の同調圧力の強さ，「周りと違っていることを許さない」，「周囲にタコ殴りにされる言質を与えてはならない」行動原則に基づいている．

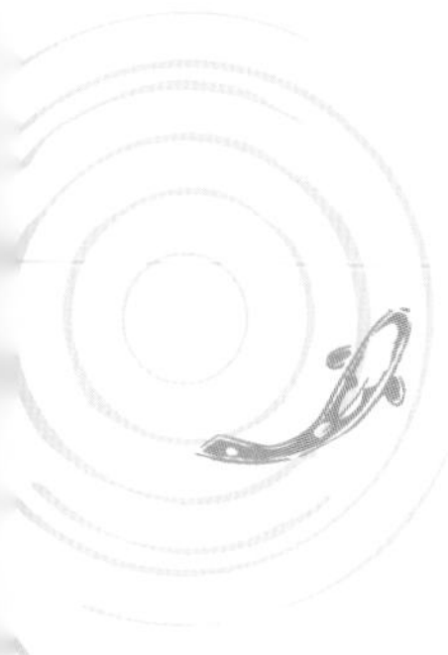

22 ときに，前述のようにアメリカもそういう同調圧力は強く，いじめ体質が強く，差別の激しさはある意味日本以上だ．実際，つい最近までアメリカの病院はとてもブラック体質で，特に研修医は苛烈な労働，大量の患者ケア，睡眠や休養時間を削っての献身が強いられてきた．

23 これを変えたのは，アメリカ人の良心とか，モラルの面もあるけれども，むしろ本質的な一撃は，これまた実にアメリカらしく，訴訟であった．研修医が疲労困憊なままで患者ケアを行い，患者は医療ミスのために死亡し，その家族が訴訟を起こしたのだ．亡くなった患者の名前をとった「リビー・ジオン事件」のあと，アメリカでは厳密な研修医の労働時間制限が行われ（ベル規制），2003 年 7 月にはこれが全米で施行された[2)]．

24 ぼくがニューヨーク市で内科研修医をやっていたのが1998～2001年，感染症フェローだったのが2001～2003年だ．リビー・ジオン事件はニューヨーク市の教育病院で起きた事件だったので，ベル規制は前倒しでニューヨークで施行された．たしか，2001年のことだったと記憶している．

25 つまり，ぼくが研修医だった頃はこのような労働時間規制はなかったのだ．入院患者数制限もなく，当直のときは山のような新患入院があって，それはそれは大変な研修だった．

26 なので，ぼくがフェローになった途端に研修医の労働時間規制が厳密に行われ，彼らの休養時間や睡眠時間が保証されるようになったとき，ぼくは正直「ちぇっ，なんであいつらばっかり」と残念に思ったものだ．俺がなめた辛酸はお前らもなめろ．そう，ぼくも非常にレベルの低い同調圧力主義にどっぷり浸かっていたのである．ぼくも，昔は思い出すのも恥ずかしい，純粋まっすぐ「これこそは正しい」という青臭い正義感を盾に，了見の狭い同調圧力を強いていた張本人だったのでした．当時の関係諸氏に心からお詫び申し上げます．ああ，恥ずかしい．

27 いじめ体質の克服第一歩は「違いを認める」ことにある．自分と違っている存在を認める．同調圧力を回避し，それぞれが異なっていることを認める．

28 それは，非常にシンプルな話だ．たとえば，飲み会に出ない若者を認める．保育園に子どもを迎えに行くための早期帰宅を認める．親の介護のための休暇を認める．心身のハンディキャップを認める．他職種の存在と尊厳を認める．

29 このへんの，身近でシンプルなことがきちんとできるようになれば，もう少し「大きな他者」も許せるようになる．異性を認める．あるいはその他の性的オリエンテーションを認める．人種や民族や宗教や肌の色の違いを認める．政治体

JCOPY 498-02138

制の異なる異国を認める.

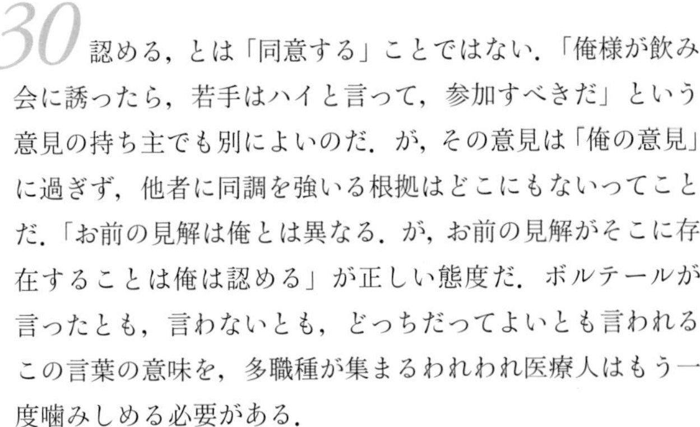

30 認める，とは「同意する」ことではない.「俺様が飲み会に誘ったら，若手はハイと言って，参加すべきだ」という意見の持ち主でも別によいのだ. が，その意見は「俺の意見」に過ぎず，他者に同調を強いる根拠はどこにもないってことだ.「お前の見解は俺とは異なる. が，お前の見解がそこに存在することは俺は認める」が正しい態度だ. ボルテールが言ったとも，言わないとも，どっちだってよいとも言われるこの言葉の意味を，多職種が集まるわれわれ医療人はもう一度噛みしめる必要がある.

31 他者の存在を認めるのは，外来などでの診療能力の向上にも直結する.

32 多くの医者は幼少の時期からモノトナスな集団のなかで生きてきたので，診療現場でこれまで見たことのない「異星人」のような患者を見てショックを受ける. そして，そういう患者を蔑視する. 軽蔑する人物から話を聞く人は少ないから，結局患者の言葉に耳を貸さない. 患者の言葉に耳を貸さなければ，多くの病気，特に感染症は正確に診断できない. まじでできない.

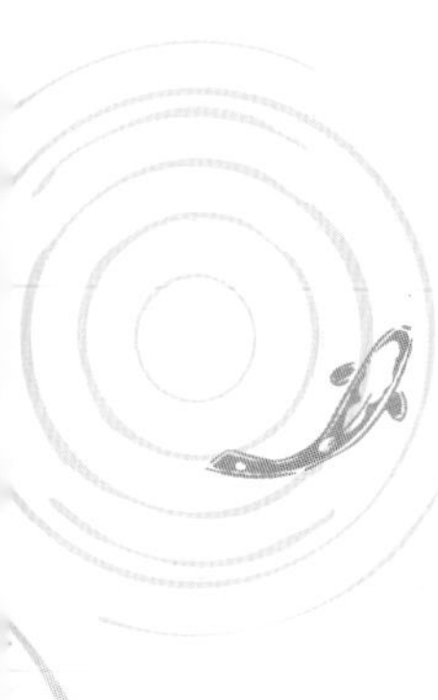

33 むしろ，価値観や見解がまるで違う患者との邂逅は快楽にするくらいの余裕がほしい.「へー，こういうものの見方があったんだ」という発見の場にしてほしい. そうすれば，単調に見えなくもない外来診療は非常にリッチな知的空間になる.

34 医者のモノトナスな価値観は感染管理にも影響を与える. よくあるのが，ICD が看護師や薬剤師や検査技師の話を聞かない，というものだ. 自分だけが正しい，と上から目線で命令することしか知らないICD にいい仕事はできない. そもそも，ICD は試験もない，「寝てても取れる」資格なのだ. より厳しい試練を乗り越えてきたCNIC をリスペクトし，

慈英伊出男

もがみぢょーじ

みなさん
ピエールと聞くと何を思い浮かべますか？

多少バイアスかかってますが（おまけに古いですが）
僕の場合はリトバルスキーですねー好きだったなーリッティ

スイーツお好きな方でしたら
P・マ○コリーニかな、それともエ○メ・パリでしょうか。

わしの代表作の主人公に決まっとるだろ
しか!!
フォフォフォフォ
あんただれ？

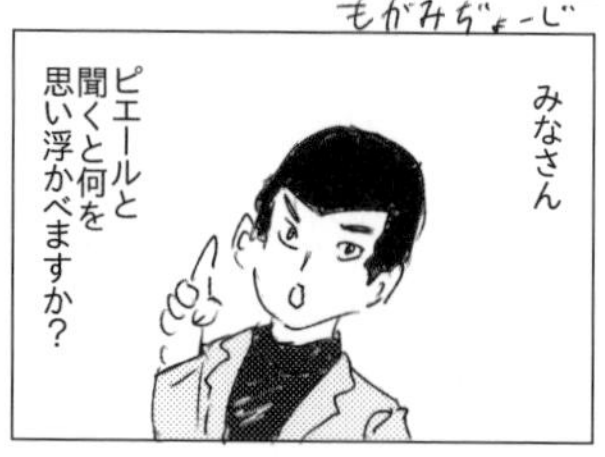

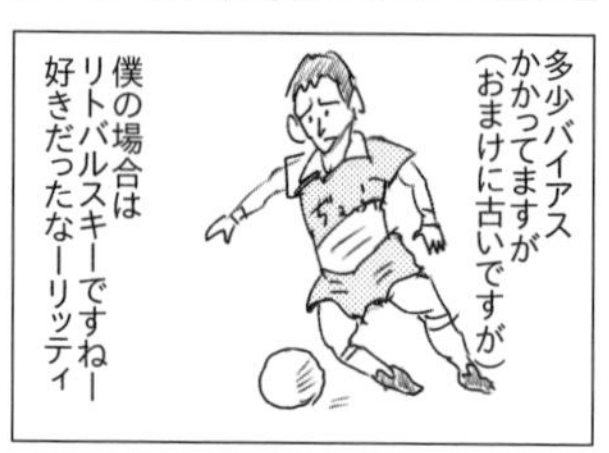

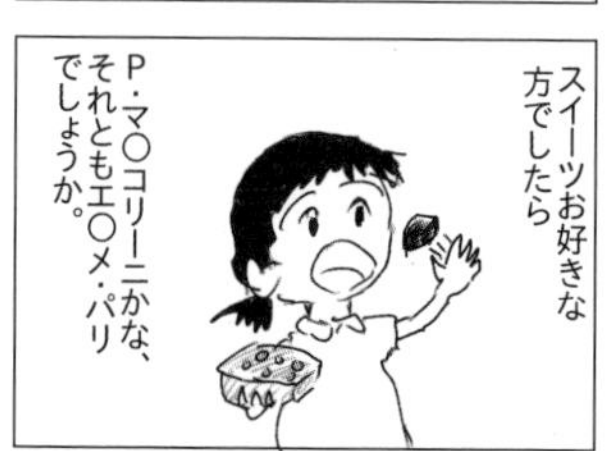

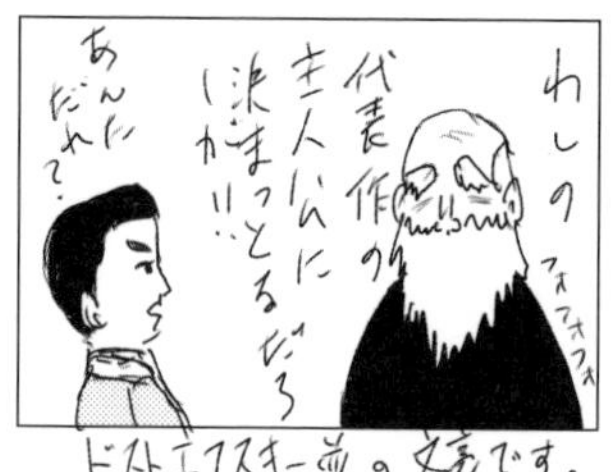

ドストエフスキー並の文豪です。

彼・彼女の意見に真摯に耳を傾け，彼・彼女が気持ちよーく仕事ができるようにするのがICDの仕事だ．

35 ということで，本日の結論．ピエール瀧を今でもちゃんとテレビで観られるようにすること．それこそが日本の感染症診療や感染対策の質を上げる最良の策である（違．

【参考文献】

1）作品と表現者はわけるべきか——ドキュメンタリーで再浮上した“マイケル・ジャクソン騒動”を解説．Real Sound｜リアルサウンド．2019 年 3 月 21 日．https://realsound.jp/2019/03/post-335998.html（Accessed 2021/3/10）

2）Whang EE, Mello MM, Ashley SW, et al. Implementing resident work hour limitations. Ann Surg. 2003；237：449-55.

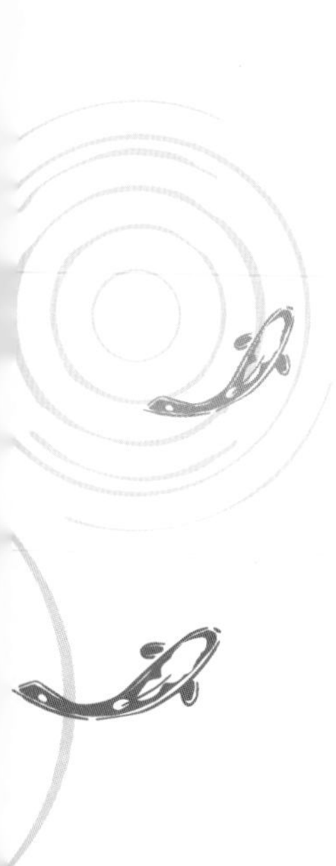

第16回　未来化

1　視点を未来に持っていきたい．最近，思っているのはそういうことだ．

2　たとえば，働き方．本稿を執筆しているとき，「働き方改革」なるものがさかんに議論されているが，これはみんなまあ，「現在目線」の「改革」に過ぎない．

3　こういう「改革」は，所詮，基本的には昭和でブラックな労働価値観を引きずったままで，いかに他人から批判されないようにやんわりとシステムを作り，「ブラック」と呼ばれないかに汲々としている．もっとぶっちゃけて言えば，いかに労働基準法違反にならないように，かつ残業代を払わないように仕事させるか，っていう議論である．

4 どこの病院の病院長もこういうコンテクストで「働き方改革」を論じている．

5 そういう弥縫策に徹して，「現在の」周りの連中（昭和の価値観にどっぷり浸かってる連中，役人とかジャーナリスト）に批判されないためのみみっちい方針変更なら，やらないほうがまだましだ．こういう「改革」，皮肉にも仕事増えてるんじゃないか？　事務方の．

6 大事なのは未来の視点だ．未来人がやってきて，われわれのやっている仕事を見て，「なるほど，当時の人々はこういう労働問題を抱えて，こうやって克服していったんだな」と納得してもらえるような改革．これこそが「働き方改革」である．過去の視点で現在をこねくり回すのではなく，未来の視点から現在に活路を見出すのである．われわれの子どもたちの世代から蔑まれないような，「改革」というならばそういう本質的な変化を望みたい．改革とは現在の価値を壊すものだから，現在の価値では推し量れないのだ．未来の価値を切り開くことこそが，改革．現状の価値の圧力に縛られていては，もちろんできないことだよ．ニュータイプだよ，ニュータイプ．

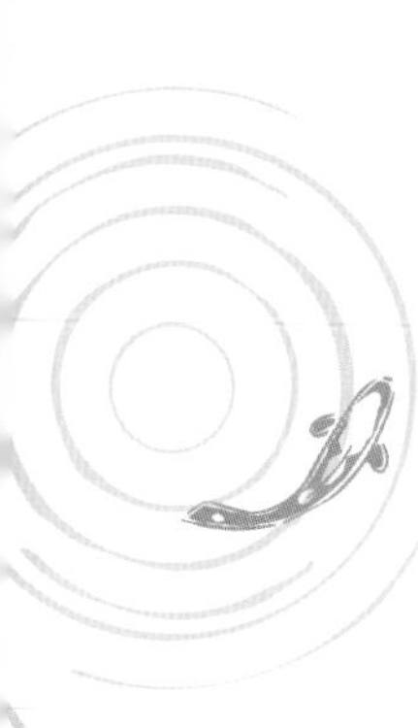

7 さて，感染症の話に戻します．HPV ワクチンの問題です．

8 男の子にも積極的に HPV ワクチンを接種しているオーストラリア．2070 年代には子宮頸がんの発症も，その死亡もほぼゼロになることが予測されている[1]．

9 予測は，科学である．

10 よく，HPV ワクチンには子宮頸がんを予防するというエビデンスがない，という意見を聞く．まったくのデタラメである．それはEBMを前向きランダム化試験という「帰納法」のことだという素朴な思い込み，あるいは勘違いからきている．EBMのパイオニアたち，たとえばデビッド・サケットらはそんなことは言わなかった．

11 たとえば，「いわゆる」診断のエビデンスは，感度，特異度，そこから求められる尤度比を論じる．事前確率を設定し，既知の尤度比を用いて，事後確率を「予測する」．

12 つまり，診断におけるエビデンスは現存するデータをひっくり返す帰納法のみならず，ベイズの法則を用いた演繹法も活用するのである．

13 演繹法の陥穽はある．よくある話としては，「血糖を下げても心筋梗塞は減らない」みたいなRCTである．しかし，ここでの「血糖値」は心筋梗塞の原因ではない．単なるサロゲートマーカーに過ぎないのだ．CRPをなんかの抗体で中和して下げても感染症が治らないのと同じことだ．

14 HPVは子宮頸がんの原因である．少なくともほとんどの子宮頸がんの原因である．原因がなければ，結果は生じない．絶対に．車がなければ車に轢かれて死ぬことは「絶対に」ないように．ビルがなければビルから落ちて死ぬことは「絶対に」ないように．そんなことはない．RCTでエビデンス出せ，という人は疲れていると思いますから，一回本書を閉じて少し休憩しましょう．

15 HPVワクチンはHPV感染をブロックする．よって，帰結するがん化も起きない．もちろん，それには時間がかかる．オーストラリアのデータでも何十年もかかっている．そういえば，B型肝炎ワクチンもユニバーサルに運用されたのは1980年代前半だった．あれから40年くらい経っているが，当時の初期のワクチン被接種者だって，まだがん化には若い年齢である．しかし，HBV感染がなければ，HBVを原因とするHCCはありえない．絶対にありえない．あと何十年か

経つと，HCV 治療の進歩も相まって，米国などワクチン先進国での肝硬変や肝癌は激減して肝臓専門家のニーズを激減させることであろう．予言しておく．そして，HBV ワクチンユニバーサル化が 2016 年までずれ込んだ超後進国の日本では,「いまだに肝癌とか診てんの？」と揶揄され，何十年もその遅れに苦しみ続けることであろう．これも予言しておく．

16 子宮頸がんは肝細胞癌と違って原因が画一的だから，そのインパクトはもっと大きい．アタリマエのことだ．

17 感染症の数理モデルは感染者から非感染者に感染が伝播する事実を活用して微分方程式を応用し，ベイズ統計学で頻用されるマルコフモデルなどを用いて未来をシミュレートする．内容にもよるが，これも立派なエビデンスだ．HPV ワクチンの子宮頸がんに対する効果は，かなり確度の高いシミュレーションが確認している．ちなみに，日本でも今すぐにガーダシル 9 を男女に運用して最新のスクリーニングを徹底すれば，2050 年には子宮頸がんを稀ながん，絶滅寸前にまで落とし込める[2)]．

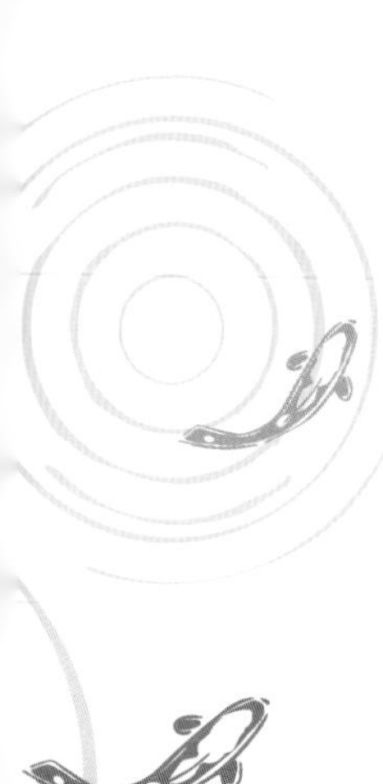

18 というわけで，HPV ワクチンの子宮頸がん予防効果はほぼ確認されているといってよい．「エビデンスがない」というのは前述したように真っ赤な間違いだ．

19 よって，問題はワクチンの安全性ということになる．

20 安全性についてはすでにヨーロッパで複数の大規模試験があり，ワクチン接種者と非接種者で有害事象の発生頻度において差がないことがわかっている．これは神経系，自己免疫疾患についても同様だ．

21 日本においては名古屋から女児の 20 以上の症状の発症率において接種者と非接種者で差がないことがわかっている．

22 この名古屋のデータを用いて，反論する論文も発表されている[3)].

23 しかし，この論文は問題ありありの怪論文である.

24 まず，統計的有意差がないアウトカムについてオッズ比が１以上（ただし，95%信頼区間が１をまたいでいる）のものについて本文で「副作用が多かった」と述べている．さらに，有意差があるいくつかのアウトカムについて言及しているが，実は非接種者のほうで（有意に）より多かった症状もあった．こちらは「バイアスだ」とあっさり無視している.

25 というか，そもそも複数のモデルを用いて何度も何度も両群を比較している方法自体が問題だ.

26「統計的有意差」とは「まぐれ」の可能性がいかに小さいかを吟味している．サイコロを何度も何度もふっていれば，当然「まぐれ」は起きやすくなる．こんな恣意的なやり方で情報をこねくり回し，複数のモデルを作って統計ソフトを何度も回せば，何の苦労もなく「ワクチンは危ない」かのような雰囲気を醸し出す論文一本，できあがり，である．データサイエンスの素人，ジャーナリストや一般の方ならころりと騙されてしまうだろう.

27 本論文のファーストオーサーは統計学が専門なのだそうだ．ならば，このような初歩的なエラーを何故重ねてしまったのか．いや，エラーではなかろう．知っててやったのだ．そう考えたほうが合理的である.

28 この人物は「薬害オンブズパースン会議」のメンバーだ[4)]．ワクチンを含む医薬品はとりあえず害悪である，というバイアスに満ちた利益相反バリバリの集団である．利益相反とは金銭のみの利益で生じるのではない．信念，信条，思い込みも立派な利益相反だ．筆者はその利益相反を本当は論文上で表明しておくべきだったのだ．他人がどう思うかはと

JCOPY 498-02138

もかく，自分と自分の所属する団体に自信をお持ちなのだろうし，ね．

29 本来統計学者は，「真実とはなにか」に近付くために専門知識と技術を駆使してバイアスを廃し，妥当な結論を導くためにデータを操作するべきなのだ．しかし，この論文では全く逆で「真実なんてどうでもいい．私たちの欲望＝ワクチンは悪，というメッセージを流すために，統計学の知識と技術を駆使して素人さんには容易に問題が看破できないように操作して，恣意的なメッセージを流すのだ」という論文だ．少なくとも，ぼくはそう判断する．科学者の風上にも置けない，とんでもないデマゴーグである．

30 HPV ワクチンも「未来の視点」から捉えたい．前述の論文から推定できるように，日本も今から本気出せば，2050 年には子宮頸がん問題をほぼ克服できる．しかし，今のままだと，30 年後も日本は「今のまま」だ．

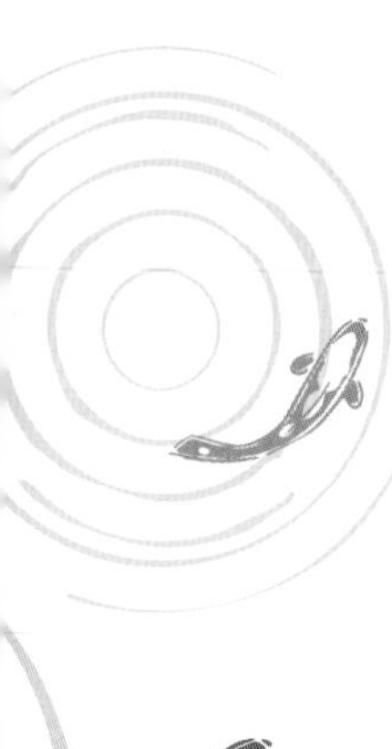

31 そのころには先進国の多くでは子宮頸がんは「過去の病気」になっているだろう．未来の世代は 2019 年のわれわれに向かって，「なんであのときちゃんと世界基準どおりにしなかったんだよ」と非難することであろう．肝硬変，肝癌同様に非難されることであろう．

32 ぼくは未来の世代に馬鹿にされるのはいやだ．もしかしたらそのときにはすでに死んでいるかもしれないけれど，うちの娘たちが「お前の親父感染症屋だったんだってなー．あの頃の感染症屋，レベル低ー」と嘲笑されるのはいやだ．まじで．プロとしてのプライドが許さない．今の連中（あるいは「昔」の連中）に何を言われようと痛くも痒くもないが，未来にあざけられるのはまっぴらである．本来，プライドとはそのように発動すべきなのである．

33 未来を見据える姿勢と視点は，言い換えれば「洞察力」である．あるいは，アブダクションとも言い換えることがで

慈英伊出男

もがみ ぢょーじ
みなさん
未来、と聞くと何を思い浮かべますか?

それ、古いなあ。
ていうか、今どきコナンだったら名探偵だろ、普通。

いや〜、もっと古いじゃん
未来〜
「俊寛」とか分かんないよ、読者は。

まあ、このくらいならいいんじゃない?
ていうか、もう読者のことなんてどうでもいいんでしょ。
よくってよ。

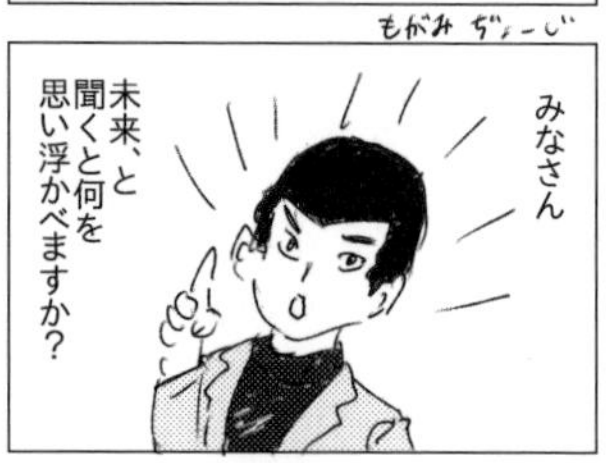

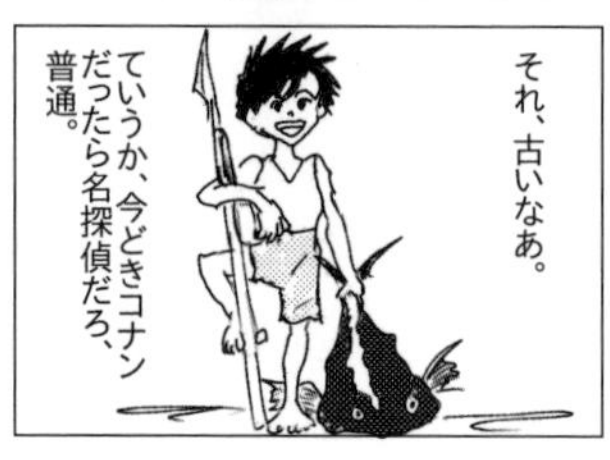

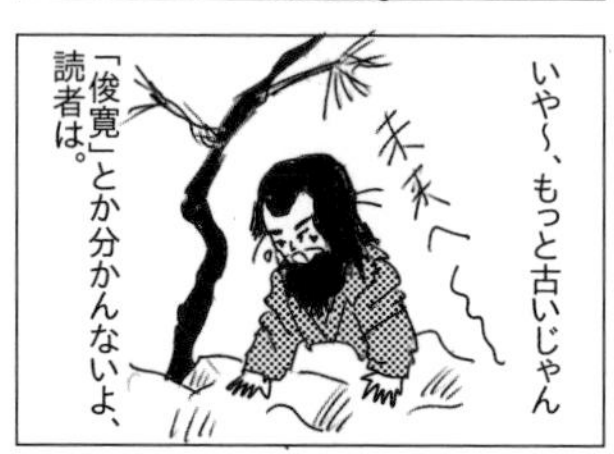

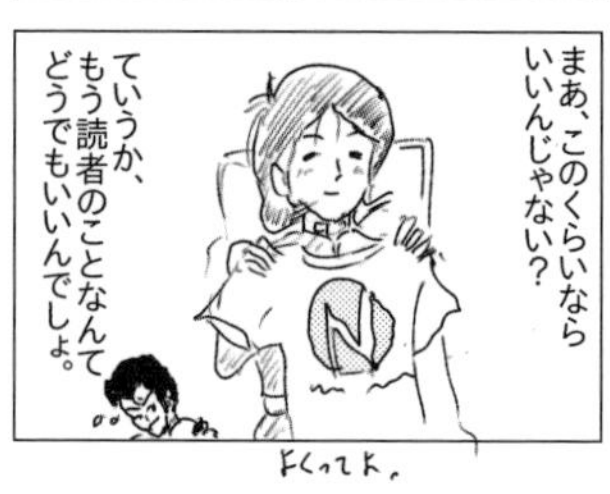

きよう．アブダクションは，ほとんどの場合，学校で教えてもらえない．医学部の学生でもこのような思考法が苦手な人が多い．すでにあると決まっている「正解」を選択する能力については，医学生は極め付きに高い．しかし，目の前の現象が示唆していること，暗示していること，そこから洞察できることを読み取る力は驚くほどに低い……人が多い．

34 これは，彼らの文章を読む能力，文章を書く能力の低さが大きく影響しているとぼくは思う．LINE などの SNS ばかりやっていると，決定的に長い文章を読む能力が落ちる．文章を読むとは，文章を書いた者が伝えたい「意図」を読み取る能力だ．文章を書くとは私の意図を相手に伝えるよう，伝わるよう書く能力だ．医学生の多くはそのどちらも弱い．受験勉強なんてやってる暇があれば，もっと本を読んでおくべきだったのだ．ぼくはそう思うが本稿の読者の多くも子どもに「受験勉強なんていいから，本を読め」とは言わないだろうから，おそらくは同意いただけない可能性が高い．

35 高いけれども，あえて申し上げておく．人生は長い．長い人生のマラソンの最初の18年程度だけ短距離ダッシュして，疲れ果てて座り込んでどうするのだ？　と．受験勉強は身の丈にあった程度にペース配分して，もっと未来を見据えた洞察力を涵養し，そのために本を読むべきなのだ．あるいは映画を観るでもいい．みんな，結構，時間の使い方間違ってるぞ，と世の親の共感をまったく得られないであろう意見を吐いて本稿を閉じる．

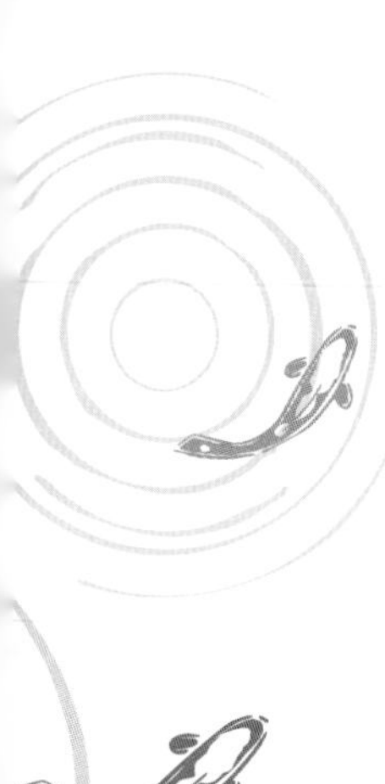

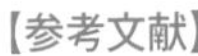

【参考文献】

1）Hall MT, Simms KT, Lew JB, et al. The projected timeframe until cervical cancer elimination in Australia：a modelling study. Lancet Public Health. 2019；4：e19-27.

2）Simms KT, Steinberg J, Caruana M, et al. Impact of scaled up human papillomavirus vaccination and cervical screening and the potential for global elimination of cervical cancer in 181 countries, 2020-99：a modelling study. Lancet Oncol. 2019；20：394-407.

3）Yaju Y, Tsubaki H. Safety concerns with human papilloma virus immunization in Japan：Analysis and evaluation of Nagoya City's surveillance data for adverse events. Jpn J Nurs Sci. 2019；16：433-49.

4）メンバー|薬害オンブズパースン会議 Medwatcher Japan. http://www.yakugai.gr.jp/about/about_mem.html（Accessed 2021/3/10）

第17回 賃金低下，いや低化

1 本稿執筆時点で,「無給医」の問題が議論されている.

2 もちろん,「無給医」は公然の秘密だった. 給料がない，ほとんどない，生活できるレベルでない状況での大学病院での労働を医者が強いられる.

3 では，なぜ「無給医」が生じるのか.

4 中山祐次郎氏によると，その理由は3つ，すなわち

・勉強したいから無給
・大学院生で無給
・医局の都合で無給

である[1].

5 このうち,「勉強したいから無給」はぼく自身経験したことがあるし，現在でも神戸大学病院感染症内科では提供している選択肢だ.

これは職務というよりも修行，技術や知識をつけるために行う研修のようなものである.

JCOPY 498-02138

6 たとえば，ぼくは 90 年代の終わりに，ペルーで 1 ヵ月間，熱帯医学研修を受けていたが，基本的に無給だったのみならず，「授業料」を払っていた．まあ当時のお金で数万円だったけど．ぼく自身，スペイン語の能力は大したことないし，むしろリマの医学生の後ろについて回っているだけで，足を引っ張りこそすれ，病院の収益にはまったく貢献していなかった．「給料を払え」と偉そうに言える立場ではなかった．

7 神戸大学病院感染症内科では 1 ヵ月から 3 ヵ月程度の病院実習サービスを提供している．これもペルーでのぼくと同様で，基本的に「勉強」目的である．うちのフェロー（後期研修医）たちと一緒に回診して，ぼくらと一緒にカンファレンスをやって，カルテを書く．業務をしているといえばしているが，スチューデント・ドクターのような役回りでもあり，意思決定はしない．それに，こうした短期研修生の多くは別の病院からの派遣であり，元病院から給与は出ている．こういう場合は無給は妥当だ．ぼくはそう思う．

8 大学院生で無給．これはちょっとトリッキーだ．

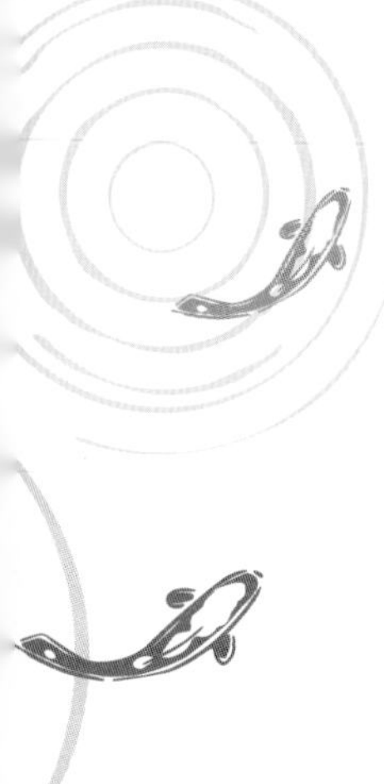

9 そもそも，大学院生は勉強，研究するために存在する「学生」だ．確かに臨床研究の場合，診療と研究の線引きは微妙なところもある．しかし，ぶっちゃけ，日本の大学医学部における「研究」はほとんどが基礎研究で，臨床研究は少数派だ．「無給医」の多くは院生として実験したり論文を書きながら，「病棟の人手が足りないから」，「外来が回らないから」という理由で無給で働かされているだけ，なのが現実だ．これは常識的には容認しづらいだろう．もちろん，ここでいう「常識」とは世間の常識のことであり，大学病院蛸壺内の常識のことではない．

10 最後の「医局の都合で無給」．というのは，実はぼくは直接見たことがない．そもそも，ぼくのいる「医局」では絶対にこういうことはさせないし，神戸大病院ではやっているのも見たことがない．やっているとしたらひどい話だと思う．こういうのが常態化されている大学病院は「やばい」ブラック病院である．「そんなものだ」と思っている人は頭の何処かに変な麻酔をかけられているので（メタファーです），外的には明らかに「非常識」だ．

11 さて，中山氏の検証を読んで不思議に思う．なぜ「無給医」であることに甘んじるのだろうか．こんなひどい待遇，ぼくなら我慢できない．

12 どうも，大きな理由としては「医局」にいること「そのもの」に価値を持っている医者が多いせいらしい．無給医だろうがなんだろうが教授の命令に従って我慢しなければ医局に在籍できない．医局にいなければ，意味がない．そう考える医者が多いらしいのだ．

13 ぼくが医者になったのは1997年のことだが，卒業生で医局に入らなかったのはぼくを含めて２人しかいなかった（覚えてる限り）．沖縄県立中部病院の研修医になったぼくと，民医連系の病院に行ったもう１人だけだ．当時は「お前は非常識だ，医局に入らないと一生後悔するぞ」と脅されたが，今の今まで「ああ，医局に入っとけばよかったー」と後悔したことは1秒たりともない．いや，「医局に入らなかったおかげで自分で自分のキャリアパスを切り開けてラッキーだったー♡」と思うことのほうが圧倒的に多い．先日同窓会で，もう１人の「医局に入らなかった」医者にも再会したがやはり幸せそうだった．医局に入らない＝不幸，はたちの悪いデマのようである．

14 現在でも，神戸大感染症内科には「医局制」はない．来るのは自由だし，去るのも自由だ．必要があれば手伝うが，辞めたあとの義務はない．どっかに飛ばすこともない．給料払えない人は雇わない．そもそも，与えられた環境下で仕事の分量を作るのがプロだからだ．抱えきれないデューティーは抱えるべきではない．

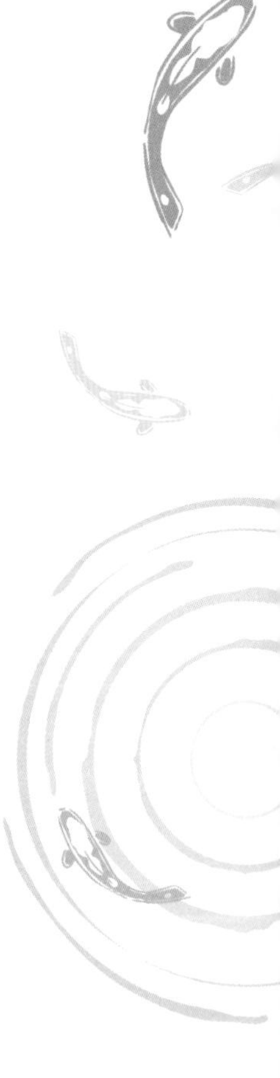

15 無給医が文句も言わずに大学医局の横暴を言うままにしていたもう一つの理由は，前掲の中山氏が指摘しているがバイトの存在だ．給与はなくても，収入はある．バイトさえすれば食っていける．この，他業種から見たらきわめていびつな構造が，このようなへんてこなシステムを野放しにさせてきた．

16 しかし，これもまたムリゲーになる．

17 理由の１つめは，言うまでもなく「無給医」を認めない世間の風潮にある．医学・医療業界がブラックなままでいるのは問題で，すでに高校生の間では往時の医学部受験ブームは去っているという(予想してたけど)．大学病院は病院で勤務する医師には給与を払わねばならないのだ．

18 理由の２つめは大学病院の収益だ．これはご存じない方もいるかもしれないが，大学病院は民間病院と違い，教育や研究などのデューティーが多い．国立大学病院なんかは銀行から借金もできない．ふつうに経営していたらすぐに赤字になってしまう．そこで，文部科学省から運営交付金をいただいているのだが，これが毎年減らされている．消費税増税も痛い．医薬品，器具などを病院が購入するときは消費税を支払うのに，消費する患者には消費税がかからないからだ．消費税増税は病院の丸損を意味している．

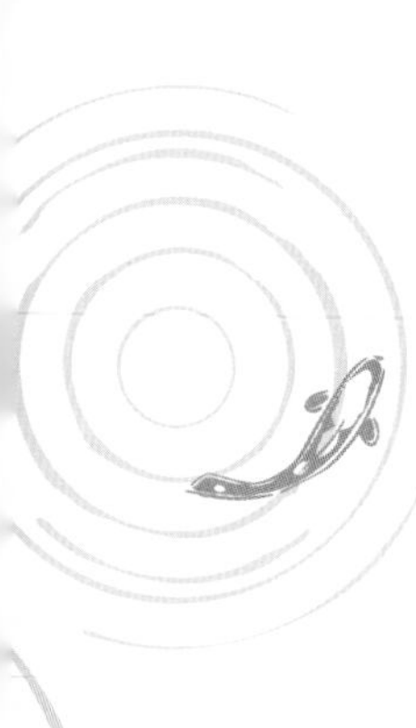

19 そこで，大学病院スタッフの労働効率を上げよ，という話になる．大学病院でネックになるのは「バイトしてる医者」だ．たとえば，神戸大学病院だと，教員じゃない医局員（助教，講師，准教授，教授とかじゃない医者）はバイトし放題で，ほとんど大学病院で仕事をしなくても（規則的には）問題ない．おそらく大学によって規則は違うが，ほとんど大学病院には姿を見せない医者，教員は多いという．

20 大学病院としては，給料を払っているのに仕事をしてくれない，というのは困る．これまでのようにバイトしまくり，でもOKだったのは「無給医」が許されたからだ．おまけに，各医局は「医局員は多ければ多いほどよい」という，これまた一般企業では「なにそれ？」な非常識がまかり通っていた．ヤクザと同じで，自分たちのシマをでかくするのはいくらでもオッケーだったのだ．そのご褒美に，学位とかポジションとか，与えていたというこれまたヤクザ体質であった．

21 病院経営者にとっても医局はアンタッチャブルの「たこつぼ」だったのだが，さすがにこのままというわけにはいかないだろう．それでなくても，文科省の指導で大学はガバナンスが大事，ガバナンスが大事と言われている．学長の権限が強まり，病院長や教授会の権限はだだ下がりだ．大学病院が治外法権で好き勝手やっていたのは，過去の話になるのだ．

22 よって，これからは大学病院のスタッフにはちゃんと給与を払う，しかし，スタッフ雇いまくりはなくなる．「無給医」もなくなる．勝手にバイトしまくりもなくなる．

これを各人がどう捉えるか．嬉しく思う人もいれば，悲しく思う人もいるだろう．が，「そういうもの」なのだ．それ以外の未来予想図をぼくは見出せない．

23 さて，スタッフの数はこうして大学病院で適正化される．おそらくはあちこちの教授や医局が抵抗勢力になるだろうが，いずれは時間の問題だ．医局員の総量規制，バイトの規制は必然だ．

24 では，バイトしてくれる医師を失った各医療機関はどうなるか？　おそらく，医師職務のアウトソーシングが始まる．医師でなければできない仕事なんてそんなに多くはないのだ．「寝当直」のたぐいは効率化のために廃止されるか規制緩和され，急変患者は看護師の判断で救急車を呼ぶようになる．どうせ，本当の「急変」では寝当直医師一人では対応できないのだ．かんたんな検診業務，献血時の血圧測定なんか

も全部医師の仕事ではなくなる．保健所長だって医師の仕事とは限らなくなる（実は，現在もそうなのだが，ますます拍車がかかる）．

25 病院長も医師でなくてもよい時代が来る．かならず来る．そもそも外国では医師以外が病院長なんて，珍しくもなく，ぼくが勤務していた北京の国際診療所の院長はナースだった．彼女は非常に良いボスだったし，彼女よりもレベルの低い病院長が，日本にはたくさんいる．

26 さて，次だ．大学病院のスタッフは大学での勤務日数が増え，バイトに行く日数は減るかなくなるか，になる．大学病院での業務に専従し，病院の収入確保に貢献するのである．その代わり，給与はもらえる．無給医はなくなる．おそらく，この流れで大学院生の診療行為も原則認められなくなり，彼らも学業・研究に専念するよう要請されるし，医業をやるのはポストの減った「そとのバイト」だけになる．

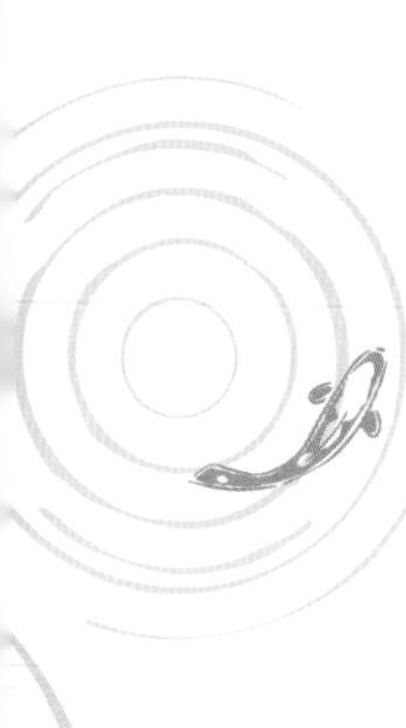

27 しかし，ここにやってくるのは「働き方改革」だ．当直翌日の外来やオペはご法度となる．当直後に不眠で執刀し，医療事故が起きたら，一発でアウトだ．一人ひとりの病院での労働時間の適正化は急速に進む．おそらく，この5年で進む．

28 そして，残業の適正化が進む．ひとつは病院が残業代を支払いたくないから．もうひとつは，「働き方改革」のためだ．現在，残業代で稼ぎまくっている医師は労働基準局から指導が入るかなにかで，現在のような荒稼ぎができなくなる．

29 そして，女性医師の需要が増す．足りないところは，どこかから持ってこないといけないからだ．「女なんか，うちの医局じゃお断りだ」と啖呵を切っていた病棟医長は，「週一回，いや，半日でいいから，お願いできないかなー」と揉み手するようになる．ここに来て，「スーパー，24時間働きますマン以外お断り」な医局体制から，「どんな人でも大歓迎」

慈英伊出男

もがみ ぢょーじ

研修医も大変だね。
スタスタ
そうですね
スタスタ

あー、(唐突だけど)研修医が川に落ちたー
バッシャー!!

あなたが落としたのはこのパッとしない無休医?
それとも優秀だけど有給かつ産休中のこの女医さん?

パッとしない無休医です!
君は正直だ。ご褒美に優秀な無休医をあげよう。
ゴゴゴゴ
あーれー

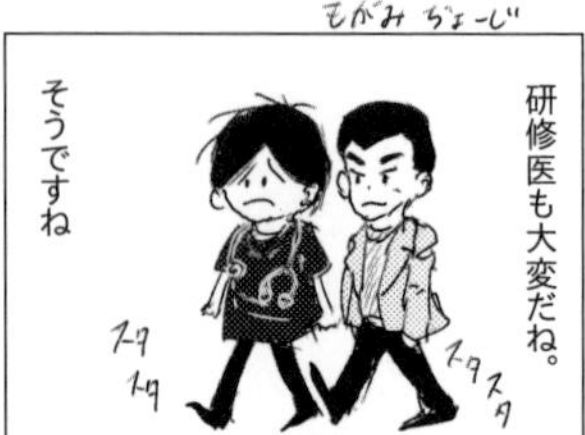

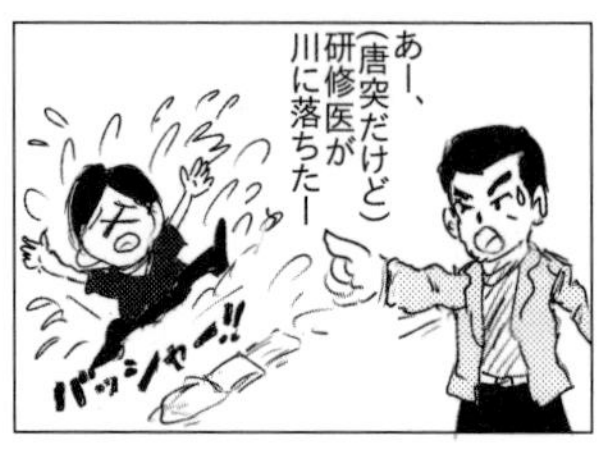

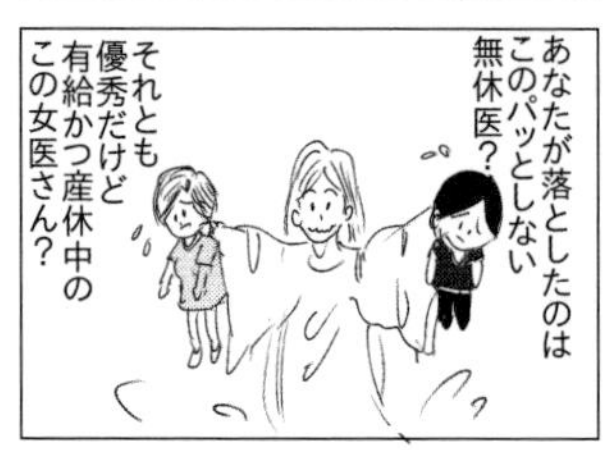

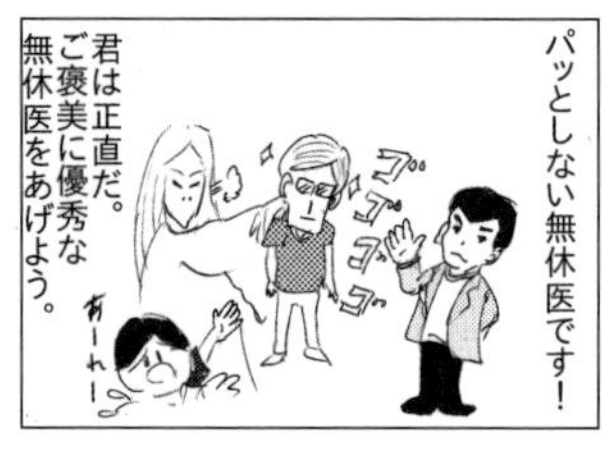

な医局へと変換が進む．変換が進まない医局は人が集まらず，自壊する．

30 というわけで,「無給医」問題を徹底的に解決していくと何が起きるか．おそらく，(「無給医」を含め）医師一人ひとりの収入は減る．給与は支払われるが，残業代とバイト代が減らされるからだ．

31 そのかわり，一人ひとりの労働時間も激減する．ワークシェアリングだ．夕方には家に帰り，家族とともに夕食を

JCOPY 498-02138

ともにするのはあたりまえ，の時代がやってくる．チーム医療の効率化も進み，当直医が夜間や週末の医療を担当する．「主治医」がいつでもどこでも呼びつけられる，という悪習はなくなる．最初は患者もブーブー言うと思うが，半年も経てば「そういうものだ」と思うようになるだろう．思い出してほしいが，ほんの10年ちょっと前までは「もう少し病院に置いといてください」の一言でいつまでもいつまでも急性期病院に患者は入院していたのである．よくもわるくも．思い出してほしい．解剖実習のとき，「俺たちって何にでも『慣れる』ことができるんだな」と思わなかっただろうか．ドキドキしてご遺体に触っていたのが，ほんの数日後には実習後に焼肉定食を食べても平気になった．

32 われわれも，コメディカルも，患者も家族も，新しいシステムができれば，それに慣れる．そういうものだ．「患者が要求するから，夜中に呼び出されても行かざるをえない」は過去のものとなる．すでになっている病院も多い．

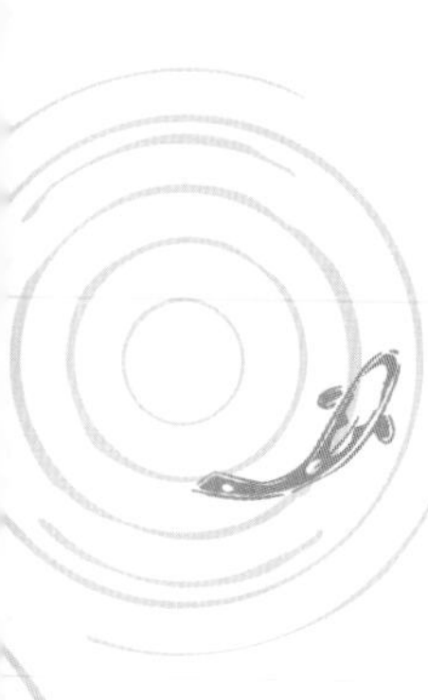

33 「今」の解説をせず，「未来」の展望を構想するのは楽しいものだ．少なくとも，ぼくは楽しい．もちろん，未来予想はしばしば外れる．過去の未来予想もたいていいろいろ外れてきた．

34 それでも，これが未来の日本医療の，日本医師の生きる道だとぼくは思う．医師の賃金低下とQOLの改善．これが「無給医問題」のもたらす結論だ．間違ってたら，ごめん．

【参考文献】

1) 中山祐次郎．Yahoo! ニュース「なぜタダで働くのか？ 「無給医」たちの現実　〜医師の視点〜」（2018年10月28日）．https://news.yahoo.co.jp/byline/nakayamayujiro/20181028-00102034/（Accessed 2021/3/10）

1　環境活動家のグレタ・トゥーンベリが国連気候行動サミットで行った演説が波紋を呼んだ（2019 年 9 月 23 日）．以下に安田聡子氏の Huffpost の記事から引用する[1]．

私から皆さんへのメッセージ，それは「私たちはあなたたちを見ている」，ということです．

私は今，この壇上にいるべきではありません．私は海の向こうで学校に行っているべきです．それなのに，あなたたちは私に希望を求めてここにきたのですか？　よくそんなことができますね！

あなたたちは空っぽの言葉で，私の夢そして子供時代を奪いました．それでも私はまだ恵まれている方です．

多くの人たちが苦しんでいます．多くの人たちが死んでいます．全ての生態系が破壊されています．私たちは大量絶滅の始まりにいます．

それなのにあなたたちが話しているのは，お金のことと，経済発展がいつまでも続くというおとぎ話ばかり．恥ずかしくないんでしょうか！

30 年以上にわたって，科学ははっきりと示してきました．それに目をそむけて，ここにやって来て，自分たちはやるべきことをやっていると，どうして言えるのでしょうか．必要とされている政治や解決策はどこにも見当たりません．

（中略）

「気候変動に関する政府間パネル」が発表した，地球の温度上昇を 1.5℃以下に抑える可能性を 67％にするために残っている二酸化炭素の量は，2018 年 1 月の時点で 420 ギガトンでした．今日，その数字はすでに 350 ギガトンにまで減っている．

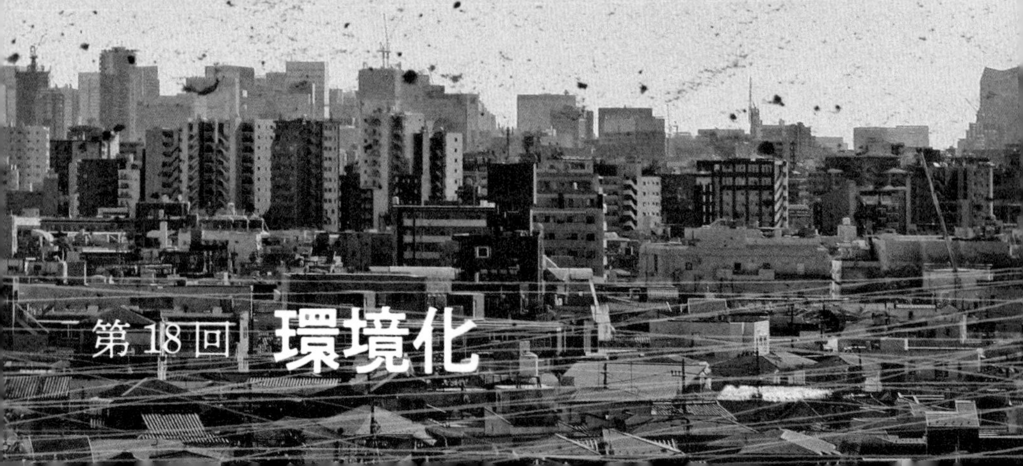

第 18 回　環境化

なぜこれまでと同じやり方で，そしていくつかの技術的な解決策があれば，この問題が解決できるかのように振舞っていられるのでしょうか．現在の排出量レベルを続ければ，残っているカーボンバジェット（温室効果ガス累積排出量の上限）は，8年半以内に使い切ってしまいます．

しかしこの現状に沿った解決策や計画は作られないでしょう．なぜならこの数字は，とても居心地が悪いから．そしてあなたたちは，それを私たちにはっきりと言えるほど十分に成熟していない．

あなたたちは，私たちを失望させている．しかし，若い世代はあなたたちの裏切りに気づき始めています．未来の世代の目は，あなたたちに向けられている．

もしあなたたちが裏切ることを選ぶのであれば，私たちは決して許しません．

私たちはこのまま，あなたたちを見逃すわけにはいかない．

今この場所，この時点で一線を引きます．世界は目覚め始めています．変化が訪れようとしています．

あなたたちが望もうが望むまいが．（引用終わり）

2 ぼくは彼女の生い立ちとか，環境保護思想に至るまでの経緯とか，あれやこれやのエピソードとか，周辺に出たり消えたりしている陰謀論の類にはまったく関心がない．

3 地球温暖化はほぼ間違いのない事実だ．そして，その原因となっているのは人間社会がもたらす二酸化炭素の増加だ．

4 温暖化はさまざまな環境変化を地球にもたらすであろう．これもまた，ほぼ間違いのない事実だ．

5 ただし．その環境「変化」を環境破壊，と認識するのは人間のみである．

6 当の自然は何も言わない．動物も植物もそのほかもろもろの「自然環境」

も怒ったりはしていない．そういうタイプの「怒りの感情」が彼・彼女にあれば，の話だが．

7 もちろん，環境の変化は多くの生物を死に至らしめるかもしれない．たくさんの種が絶滅に至る運命にあるのかもしれない．

8 しかし，そのようなことは地球の歴史のなかでもう何度も繰り返されてきたことだ．時に氷河期が，時に隕石が，あるいは台風や豪雨や地震や津波が．そこに人災の関与があろうとなかろうと，地球上では生命が生まれたり死んだりしながら，環境の「変化」を繰り返してきたのである．そう考えてみると，長期的なスパンでは「温暖化」は地球環境の微々たる変化の一つでしかない．たとえ温暖化が地球の平均気温を上げようとも，多くの陸地が海に沈もうと，それは環境の「悪化」ではない．悪化と認識するのは人間だけだ．地球目線でいえばそれは「変化」でしかない．温暖化に適応できない生物は滅び，適応できる生物が繁栄する．新たな種も誕生することだろう．これまでもずっとそうだったように．

9 これまでも，そうやって地球や地球上の生物たちは「変化」を受け入れ，変化とともに生きてきたのだ．いや，宇宙規模での視野でみれば，それは変化ですらないのかもしれない．

10 よって，「温暖化」防止によって保護したいのは断固として「環境」なんかではない．保護したいのはただ一つ，人間だけだ．人間が人間を守るために環境保護を訴えるのだ．環境破壊によってたくさんの人が飢えたり，水が入手できなくなったり，住む土地を失っているからだ．

11 それは「現在起きている」クライシスである．その現実を無視して，先進諸国は自分たちの贅沢を貪り，知らん顔をして，現状維持でいいや，あるいはもっと悪くなってもいいや，と本音のところでは思っているのだ．トゥーンべリが激怒りするのも無理はないと思う.

12 彼女の怒りは自分たちの世代を思った怒りである.「環境」ではない. 自分たちが大人になり, 高齢者になり, 自分たちの次の世代が被るであろうさまざまな困難を現代の大人たちは知らん顔をしている. そのことに対する怒りである. ぼくはそう解釈する.

13 その怒りは正当な怒りだが, しかしそれはあくまで人間目線のエゴイスティックな怒りでしかない. 繰り返すが, 困るのは人間「だけ」なのである.

14 エゴイスティックなのがいけない, と言っているのではない. もちろん, いいに決まっている. 自分や自分の仲間や自分の次の世代の人たちが苦しむのはけしからん, と主張するのはしごくまっとうな感情の発露だ. それこそが, 手垢にまみれた単語ではあるが,「人権」というものである.

15 よって, この問題は決して「環境問題」などではない. 環境など引き合いに出されたら, 当の環境自身が（彼？　に意識があれば, の話だが）当惑するだけであろう. これは純然たる人間の問題である. 現代の贅沢で豊かで便利な社会を甘受したいという先進国の大人たちのエゴと, 苦しい生活を強いられている途上国の人や将来世代の若者たちのエゴとの. 地球「そのもの」は石川雅之先生の『惑わない星』のように病んだり, 苦しんだりはしないのである.

16 よって,「環境問題」は実は「人間問題」なのであり, それはグループ間の闘争ともいえる. 楽しむものと苦しむものとの, 階級闘争だ.

17 さて, われわれはこの問題の「部外者」ではない. ど真んなかの当事者である.

18 温暖化は気象の変化をもたらしている. 自然災害が「増えている」のも

そのためだろうか．しかし，それとて，苦しむのは現代社会である．千葉県の事例のように大型台風で最も困るのは，たくさんの電柱が倒れ，大規模な停電が発生したためであった．要するに，「電気の喪失」が一番の問題とされたのだ．しかし，電気はどこからやってくるのか．原発というオプションをわれわれは否定しようとし，火力発電という次のオプションは二酸化炭素の作り手である．「地球に優しい」次世代の発電手法はまだまだ現実のものではない．「環境破壊」がもたらした最大の被害は，その「環境破壊」の原因だったりするのである．

19 しかし，猛暑のなか電力がない状態で，水がない状態で，クーラーもなく，シャワーも浴びれないような環境をわれわれは許容しない．ぜったいに許容できない．1週間たりとも許容できない．われわれのエゴは，そういうもの，なのである．ステーキは食わないヴィーガンとか，飛行機に乗らないとか，無農薬といったもっともらしい「環境保護」の意匠にごまかされていると，本質的な「環境問題」の構造は見えてこない．

20 そもそも，医療は「環境」に優しくない．とくにわれわれ感染症屋は最悪だ．

21 感染症屋の「環境」破壊は極めつきである．すでに天然痘ウイルスを実質上絶滅に追いやり，ポリオもそれに続こうとしている．われわれはマラリアやデング熱の媒介者たる「蚊」の遺伝子操作（CRISPR-Cas9）を行って繁殖能力を喪失させ，こうした蚊を地球上から意図的に絶滅させようとしている（それが上手くいくかどうかは，本稿執筆時点ではよくわからない）．多くの細菌やウイルスたちを薬で意図的に殺しまくっている．「無農薬」野菜が環境に良い，などというのはあくまで人間目線の綺麗ごとであり，農薬を使わなくても「害虫」は手で取って殺しているのである．

22 蚊やゴキブリが「害虫」なのはあくまで人間から見た価値判断に過ぎず，

地球環境は決してそんな差別的な態度を取らない．人間が言う「環境保護」とは，あくまでも人間に歯向かってこない，（人間目線の価値判断では）可愛らしくて賢いクジラやイルカには発動されるが，蚊やゴキブリは殺されようが絶滅しようが知ったことか，なのである．

23 「環境感染」学会がもっとも環境に悪い，というのは使い古されたジョークで，われわれは大量の水，手袋，ガウンなどを使いまくっては捨てまくって，地球の資源を無駄遣いしている．大量の電力を消費して「陰圧個室」なるものも運用している．

24 そもそも，地球上の二酸化炭素を作り，きれいな水を枯渇させている最大の「犯人」は人間そのものである．日本で「少子化」が進んでいるのは実に（環境的には）結構な話なのだ．ということは，人間の命を引き伸ばし，（健康寿命とやらを伸ばして）活動を最大限にしているわれわれ医療者こそが環境破壊の最大の犯人なのである．

25 トゥーンベリの怒りはもっともな怒りで，その怒りは人間に向けられている．人間のために，向けられている．しかし，この議論を徹底していくと先にあるのは「いけないのは，人間が存在していること」しかない．その先にあるのは大量殺人を肯定しかねないマッドな選民思想「ですらない」．二酸化炭素を作るのが原罪ならば，選民される人種や民族すら存在し得ないからだ．

26 しかし，何度も繰り返すが救うのは「環境」ではない．人間だ．人間を救うために，現代の人間社会を否定するというジレンマがこの問題の本質だ．トゥーンベリだって例外ではない．たとえ飛行機に乗らずにヨットに乗ろうが，野菜を食おうが，彼女の口からだって二酸化炭素は出ているのである．彼女の言葉が世界中に鳴り響いたのは他ならぬ電力の恩恵でしかない．

27 医療や感染症診療や人間の生存にはこのように一種の「原罪性」がある．

28 だからといってぼく個人はそのことを悔い改めたりはしない．自分が環境悪化の担い手になっているからといって医療行為を止めたり，死にそうな人はそのまま死なせたりはしない．自動車にも乗るし，飛行機にも乗るし，肉は食うし，大量の二酸化炭素を撒き散らしながらジョギングするし，シャワーも浴びる．そのような生活を改めようとは思わないし，ましてや自分の生命を今すぐ断とうとも思わない．そういう発想そのものが一種の自己満足，欺瞞に過ぎないとすら思う．

29 さりながら，われわれの次の世代の苦しみにも無自覚，無関心ではいけないとも思う．飲み水も満足に得られない子どもたちや温暖化で生活の場を失いそうになっている人たちのことを存在しないもの，として無視することはすまい．そういう「環境問題」をチラチラ横目で見ながら，それでも毎日シャワーを浴びる．一種の「自覚的な偽善者」ではあり続けようと思っている．

30 「環境問題」を論じるときはこのような原罪性という杭を胸に打ち付けながら，うつむき加減で行うものだ．ふんぞり返って，正義ヅラして「環境」を論ずる人をぼくは信用しない．トゥーンベリがそうだとは思わない．が，彼女を論じる大人たちの顔の，多くはそうだ．

慈英伊出男

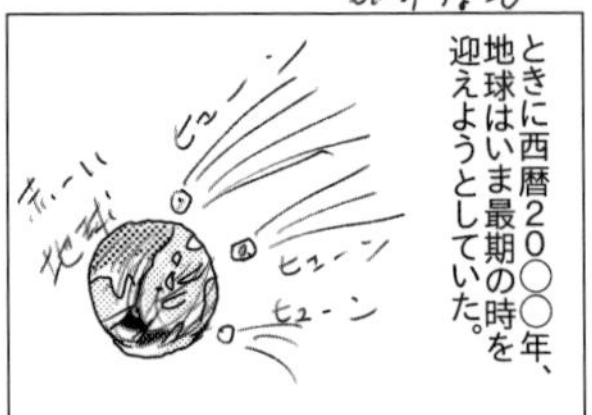

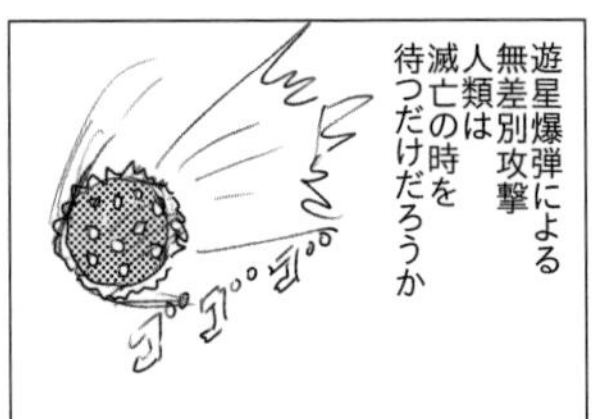

久しぶりだね、
ヤマトの諸君
地球はもう
おしまいだよ

あー、
もう隕石落とす場所
ないじゃん

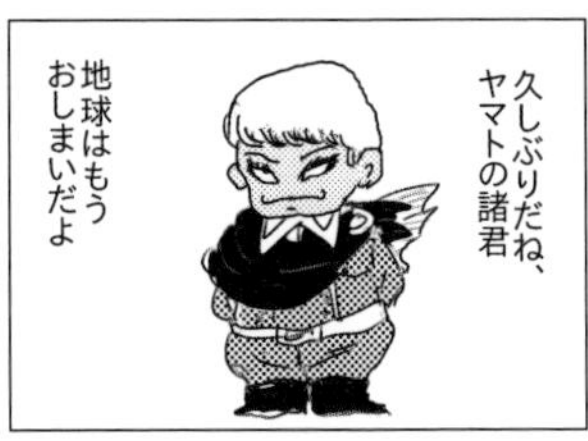

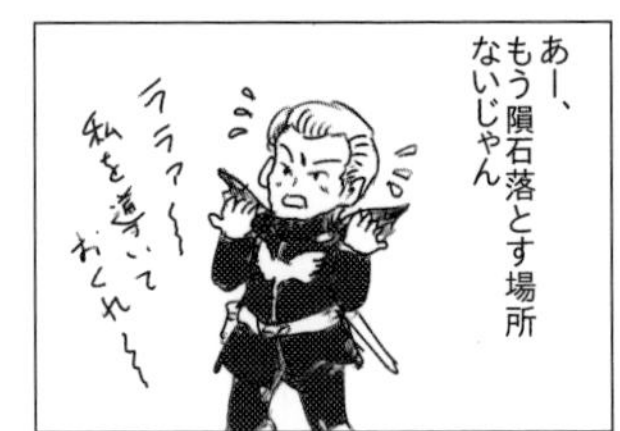

JCOPY 498-02138

［参考文献］

1）ハフポスト．グレタ・トゥーンベリさん，国連で怒りのスピーチ．「あなたたちの裏切りに気づき始めています」（スピーチ全文）（2019 年 9 月 24 日）．https://www.huffingtonpost.jp/entry/greta-thunberg-un-speech_jp_5d8959e6e4b0938b5932fcb6（Accessed 2021/3/10）

第 19 回

デジタル化

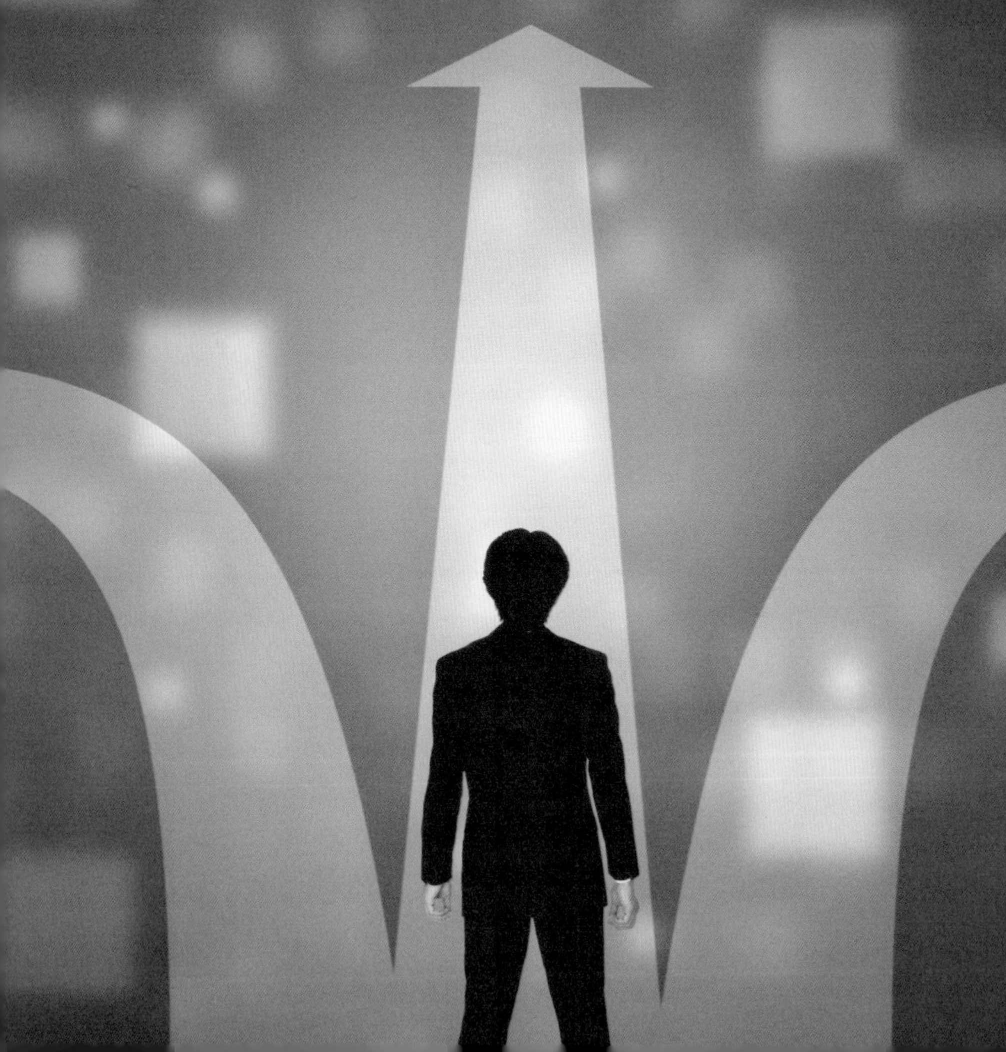

1 壊死性筋膜炎診断ツールとして知られるLRINEC(laboratory risk indicator for necrotizing fasciitis)Scoreだが，個人的に実臨床で使ったことがない.

2 時に，のっけから話がずれるが，こういう名前を見るとついつい「どうやって発音するんだろ」と考えてしまう．せっかくなのでネットで「LRINEC, how to pronounce」とググるとすぐに出てきた[1]．「リリネックスコア」っぽく読むらしい.

3 それはまあ，どうでもいいとして.

4 なぜ，LRINEC scoreをぼくが使わないかというと，使う必要がないからだ.

5 あれは検査値で壊死性筋膜炎を吟味しようというツールだ．具体的には，

・CRP
・白血球
・ヘモグロビン
・ナトリウム
・クレアチニン
・血糖

で評価する．たとえば，手元のスマホで，

・CRP 200 mg/L
・WBC 15,000c/mm^3
・Hemoglobin 10 g/dL
・Serum Na 135 mEq/L
・Creatinine 2 mg/dL
・Glucose 85 mg/dL

と入力すると，LRINEC scoreは8となる．スコアが6以上となるとさらに精査が必要となる．8点以上であれば75%以上，壊死性筋膜炎だ，となる，とされる．

6 ちなみに，CRPや白血球なんかは日本で使ってるのとは単位が違っているのでスマホに入力するときは注意が必要だ．CRP 200 mg/Lとは，CRP 20 mg/dLのことだ．デシリットルの「デシ（deci）」とはラテン語のdecimus，10番目の，という意味で，そこから転じて“10分の1”にする，という意味を指す．1リットルの10分の1が1デシリットルというわけ．

7 オリジナルな論文では89人の壊死性筋膜炎患者と225人の重症蜂窩織炎などの患者との比較からこのスコアが導き出されている．だから，当然肺炎患者でもLRINECが高いことはあるし，慢性腎疾患（CKD）がある，もともと貧血や低ナトリウム血症がある，など干渉する要因は大きい．ていうか，このスコアリング，CRPだけで4ポイントもついていて，CRPへの比重がめちゃ高い．

8 しかし，CRPがむっちゃ高い，という根拠で壊死性筋膜炎を疑っていては診療なんてやってられない．あくまでも初手は，

　検査

ではなく，

　臨床判断

だ．壊死性筋膜炎かな？　いや，重症蜂窩織炎かな？　悩むなー，というときに初めてチェックするのがCRPだったり白血球数だったりするのだ．さもないと，尿路感染でも肺炎でも容易に8点超えしてしまう．

9 さらにいうならば，壊死性筋膜炎の「いつ」を考えるのが重要だ．これ

は「時間」という概念である.

10 発症直後の壊死性筋膜炎では白血球も CRP も正常であり，ヘモグロビンも下がっていないであろう．それが時間の経過とともにだんだん変化するのだ．その変化は微分的な変化であり,「微分的」である，ということはつまりは時間的概念なのだ．当然，CRP は 0 から 20 に瞬時に上昇するのではなく，その間には 3 だったころも，10 だったときもあるのだ.

11 数時間単位でどんどん進行する恐ろしい疾患，壊死性筋膜炎．その CRP の増加も短い時間経過で起きていくのであるが，たまたま来院した時間が早い時期であれば，まだ十分に CRP は上がりきってはいない．医療へのアクセスの良い日本では常に考慮すべき要素である.

12 スタディーの内的クオリティーが高く，バリデーション・コホートでそれが再確認されようと，論文の外にあるものを論文そのものがコントロールすることは絶対にありえない．目の前の患者は論文の中の人か，外の人か？　時間という重要なファクターとともに常に考えるべき要素である.

13 先日，外科感染症学会で講演したのだが（まじで)，そのとき申し上げたのもこれだった．エビデンスが役に立つとか，役に立たないとか，議論されるけれども，論文上のデータを患者から切り離し，それをみんなに使うのがエビデンス・ベイスド・メディシン（EBM）なのではない.

14 目の前の患者に,「この」エビデンスが使えるか．これは論文の質の吟味とはまた別な話だ．論文の質の吟味は，論文を読めばわかる．その論文が「目の前の」患者に使えるかどうかは，論文そのものは教えてくれない．それは論文の外にあるものだ.

15 その,「外にあるもの」の妥当性を判断し,「使える」と考えるか,「使えない」と考えるか．ここが臨床医の腕の見せ所である．EBMのステップ4と呼ばれるものだ．EBMが目の前の患者を無視したクックブック・メディシンだ，というのはEBMをまったく理解していない不勉強な意見であり，目の前の患者を抜きにしたEBMなどはありえない．食べる人がいない料理がナンセンスであり，聴く人がいない音楽がナンセンスなのと同じくらい，目の前の患者を無視したEBMは存在矛盾だ．

16 そして，ここが肝心なのだが，「目の前の患者に使えないエビデンスがある」はまったく事実だが，これを判定するためには論文は読まねばならない，ということだ．論文を読まずして，データを吟味せずして，「エビデンスが患者に役に立つとは限らない」と主張するのは端的に怠けているだけである．そのエビデンスが役に立たないかどうかは，吟味して初めて「役に立たない」といえるのだ．

17 エビデンスの外にある医療はあちこちに存在する．教科書の外にある医療も同様だ．しかし，エビデンスを無視し，教科書記載を無視するからには，自分の判断を正当化するためのより強固な根拠が必要になる．エビデンス以上の根拠．これを外的にも説明できて初めて「俺様流の医療」は正当化される．「俺」にしか理解できない「俺様の医療」では駄目だってことだ．

18 それはともかく，壊死性筋膜炎は「現象」である．その「現象」そのものを掴み取れば，断片的なデジタルな情報の有無は関係ない．

19 ドラえもんと「キテレツ」のコロ助（知ってる？）を区別するために，デジタルなツールが役に立つだろうか．たとえば，

・ちょんまげがあると4点
・刀を担いでいると3点
・ひげがないと2点

みたいなかんじである．もちろん，これとてパーフェクトなスコアリングではなく，仮装しているドラえもんやひげを見逃した（検査偽陰性）場合などの瑕疵は残る．でも，両者を峻別するにはなかなかよいスコアリングシステムとは言えないだろうか．

20 でも，普通，わかるよね．ドラえもん．数かぞえなくたって．

21 まあ，結局この「全体像を全体像としてみる」方法，ぼくらはこれを「ゲシュタルト」と読んでいるが，を把握してしまえば，蜂窩織炎と壊死性筋膜炎を峻別するのはそう難しいことではない．よって，この命題そのものがそもそも重要ではない．ドラえもんは見ればわかる．壊死性筋膜炎も同様だ．「有用」なスコアリングシステムも特段，必要はない．LRINEC を使わないのは，まあ当然なのだ．

22 同様に，感染症界でいろいろ使われているスコアリングシステム――これが診断目的であれ，予後予測のためであれ――もほとんど使ったことがない．昔，研修医教育のために CURB65 とかは教えていたが，これは「このアイテムが重要ですよ，呼吸数もちゃんと測ろうね」というメッセージを出すためのもので，実用，という点では使ったことがない．敗血症の診断に SOFA や qSOFA を使うこともまずない．

23 あれは，どちらかというと「研究者用」のツールなんだと思う．研究するときの患者の特徴を集団的にまとめるときとか，あるいはスコアリングそのものを研究の「ねた」にするときなどだ．

24 スコアリングシステムが駄目だといっているのではもちろんない．自明のことと思えても，それが診断や予後予測に役に立つかどうかは，確認してみなければわからない．わからないから，確認する．それがスコアリングの研究だ．ROC カーブ的に有用ならば論文化できるし，ガイドラインにだって採用してもらえる……かもしれない.

25 現在は前述のスマホのアプリとかもあるから，こうしたスコアを暗記する必要もない．スコアリングは便利なツールなのだ.

26 そうそう，ぼくも普段は見ない病態の把握についてはスコアを使う．CHADS2 とか，MELD とか．こないだ，ヘパリン起因性血小板減少症（HIT）が鑑別に上がったとき，4T's なんてシステムがあることを後期研修医に教えてもらって「へー」な気持ちだった．とくにヘパリン開始してからすぐに血小板が下がってる場合は HIT らしくないことをこのスコアリングシステムは教えてくれる.

27 まあ，しかし．スコアリングはあくまでも「全体像」を見るための手段であって，スコアリング「だけ」を見ていては，患者はうまく理解できないと思う．全体像．つまりは，カントの言う「物自体」である.

28 ぼくらは「物自体」──患者に起きていることを完全には掌握できない．よって，断片的なさまざまな情報を集めて全体像，物自体に肉薄しようとする．ヒュームがいうように，科学的営為における「証明」というのは不可能に近い困難事なのだが，真実はどこかにあるのであって，そこから遠いよりは近いほうがいい.

29 スコアリングシステムもまた，「全体像」を把握するためのツールとしてはいいものだ．たとえば，さっきの 4T's ならば，「ヘパリン投与から発症までの時間が大事」ということをスコアリングシステムから理解しておけば，「発症までの時間はどうかいな」という観点から患者の「全体像」に近づくことができる.

30 ところが，このスコアの合計値だけに着目してしまうと，患者の全体像はまったく見えてこない．LRINEC 7 点の患者がどういう患者か，ぼくにはまるで想像もできない．ドラえもんスコア4点でも同様だ．合計点は結果に過ぎず，そのプロセスそのものが大事なのである．

31 これはグラスゴー・コーマ・スケールとかでもそうですね．GCS何点，とか言われてもちょっとピンとこない．というか，「患者は痛み刺激に反応しません」みたいな言語化をしてもらったほうがぼく的には嬉しい．ま，数字がだめとはもちろん，言わないけどね．

32 デジタルな情報が患者理解の妨げになる典型は，鑑別疾患をあげるときだ．

・肺炎の可能性否定できず．

・尿路感染の可能性否定できない．

・カテ感染の可能性は否定できない．

こういうプレゼンを聞いているとぼくはだんだんうんざりしてくる．ぼくも研修医のとき，指導医を随分うんざりさせたなあ，と思い出す．これでは患者のイメージができないのだ．「良いプレゼン」とは滑舌がよいとか，リズム感があるプレゼンのことではなく，ましてやSOAPだのなんだののフォーマットをちゃんと踏襲しているプレゼンでもなく（ROSなんてほっといてもよい，たいていは……）「患者の容態が聞いていてイメージできるプレゼン」である．

・おそらくは肺炎．
・尿路感染はまずないけど尿培養だけは出した．グラム染色まではやってない．
・カテ感染はないと思うけど血培はとりました．

これなら，どんな患者か割とイメージできる．

・ちょんまげがない．
・刀を差していない．
・ひげがある．

慈英伊出男

もがみぢょーじ

なんでも切れる斬鉄剣
ルパン三世シリーズ切り札でこれがあればなんでもアリ

流石になんでも切り過ぎて
パキーン
御都合主義ちゃうかとも思うのですが…

あとこんにゃく切れないとかマニア設定多過ぎて小学生だった私は心躍ったよ。
ギラン
なんで切れへんの?

何が申し上げたいかというと
今宵の斬鉄剣は
井上真樹夫さん(1938~2019)ありがとうございました

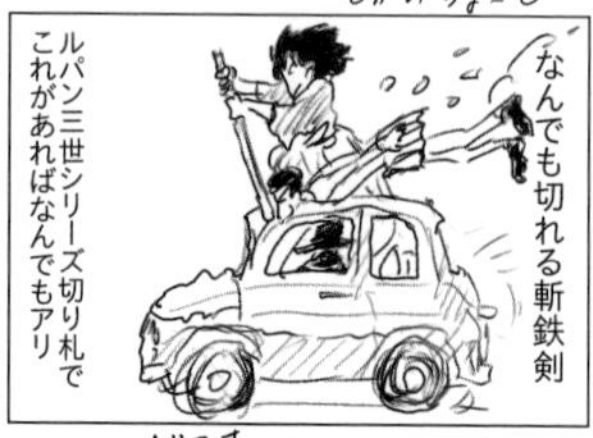

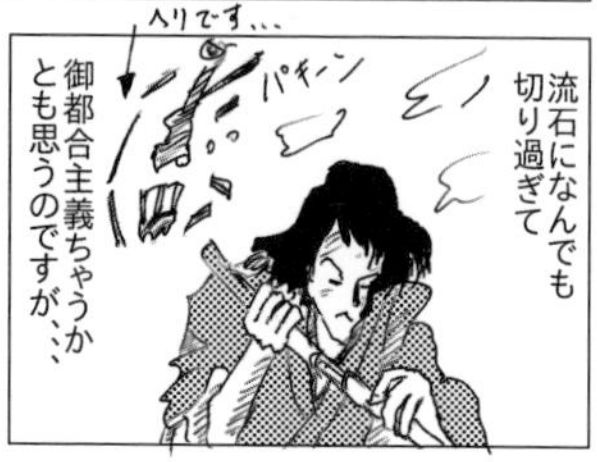

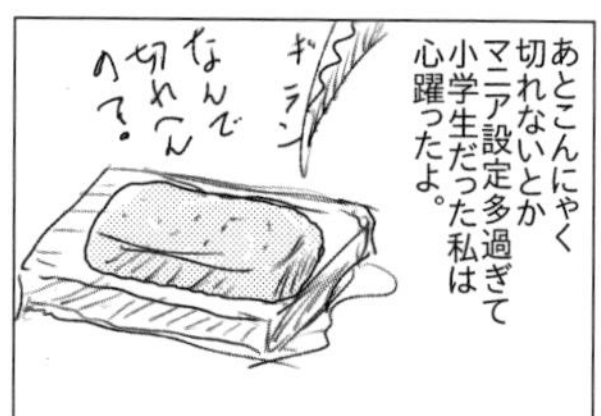

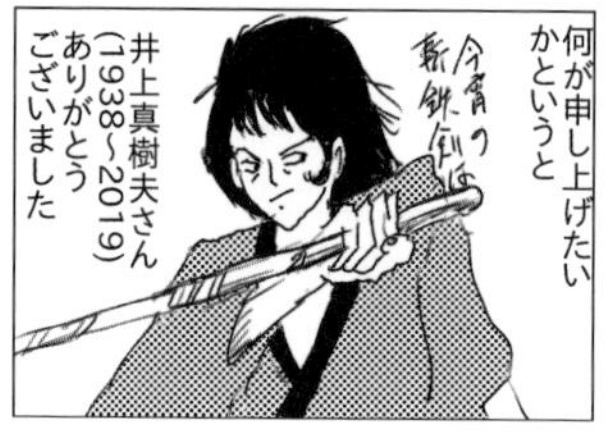

では，ドラえもんはイメージできない．これだけのヒントで「ドラえもん？」と察知した人はなんでもドラえもんに見えてしまうコアなドラえもんか藤子・F・不二雄のファン，あるいはペーパー・ムーン・キングに取り憑かれている可能性があるので精査をお勧めしたい．

33 CD が売れなくなって久しいが，アナログレコードの売り上げは伸びている．早晩，CD の売り上げを追い越すらしい．そのことは今回の話と何の関係もないのだけど，象徴的ではある．

34 患者をデジタルに分節，分割しない．病気もデジタルに分節，分割しない．アナログに考える．これが本稿のメッセージだ．

[参考文献]

1) LRINEC score pronunciation：How to pronounce LRINEC score in English. https://forvo.com/word/lrinec_score/ (Accessed 2021/3/10)

2) Wong CH, Khin LW, Heng KS, et al. The LRINEC (Laboratory Risk Indicator for Necrotizing Fasciitis) score：a tool for distinguishing necrotizing fasciitis from other soft tissue infections. Crit Care Med. 2004；32：1535-41.

3) Selleng S, Selleng K, Wollert HG, et al. Heparin-induced thrombocytopenia in patients requiring prolonged intensive care unit treatment after cardiopulmonary bypass. J Thromb Haemost. 2008；6：428-35.

第 20 回　原理原則化

1　白洲次郎が「日本にはプリンシプルがない」と嘆いたという伝説がある．どこまで史実なのかは知らない．が，「日本にプリンシプル（原則）がない」のはその通りだと思っている．

2　青木眞先生が「感染症診療の原則」というタイトルで 20 年以上ご講演なさってきたのは皆知っている．問題は，20 年以上も「原則」の話をせねばならぬほど，日本の感染症診療に「それ」がない点だ．ないからこそ，いつまでたっても原則の話をせざるを得ない．

3 では，なぜ「原則」が日本にないのか．

4 それは，感染症のみならず，日本では「そもそも」診療行為に「原則」が必要である，という一点が理解されてこなかったからである．

5 端的に言えば，非常に陳腐な物言いではあるが，臨床医学の軽視であり，それは大学医局制という長い間，日本の医療のシステムに深くビルドインしてきた慣習のもたらしたものだ．

6 忘れられない思い出がある．日本に帰ったばかりのころだから，おそらくは2004年とか，2005年くらいのことだろう．亀田総合病院に勤務していたぼくは，一部の医学生や研修医からは『抗菌薬の考え方，使い方』を書いたイワタとして知られるようになっていた．他方，大学とか学会界隈ではまったく無名の存在であった．病院単位で講演会に呼ばれることは多々あったが，大学関係者から講演依頼を受けることは非常に少なかった．

7 で，たまに呼ばれて大学で話をする．多くの場合は自著『抗菌薬の考え方，使い方』のサマリー講演で，「感染症は診断すべし．診断には適切な培養が必要．特に血液培養が必要．血液培養は2セットが基本」みたいな話だ．すべて「あたりまえ」の話であり，2020年の今もって「あたりまえ」の話である．

8 ところが，当時，大学でこの話をすると皆に奇異な顔をされた．「イワタ先生は奇抜な発想をお持ちですね」，「目からウロコで，こういう感染症診療は初めてです」，「独特ですね」と言われたものだ．こちらは「い・ろ・は」の話をしているつもりなのだが，それがエッジの利いた特殊で特別なマニアックな話をしているかのように勘違いされるのだ．あれには当惑した．

9 ただ，当惑はしたが，驚きはしなかった．「大学病院はそんなものだ」と知っていたからだ．

10 2003年にアメリカでの感染症フェローシップを修了するにあたって，ぼくは次の就職先を探す必要があった．いくつかの選択肢を検討した．

11 まずはアメリカに残る選択．ぼくの場合，ビザの関係で永住権（グリーンカード）を取るには，当時は「僻地」で地域医療を数年やる必要があった．それもいいなと思った．ぼくはもともと僻地（極東の裏日本の山陰の島根）の生まれなので，僻地への忌避感は乏しい．割と惹かれた．

12 それから，ニュージーランドに行く，という話もあった．家庭医として行くという選択肢だ．給料はさほどでもないが，アメリカと違って医療訴訟がほぼ皆無，というのが売りだった．家と車が支給されて，こちらも「僻地」だとのことだった．人よりも羊が多い国なんて（未確認）いいじゃないか．隠岐の島（島根県）だって人より牛が多いんだから（未確認）．これも，割と惹かれた．

13 ついで，日本に帰るという話もあった．前述のように，ぼくは当時としては珍しい「医局に入らない」人だった．たしか同級生でぼくを含めて２人しかいなかったと思う．というわけで，日本には特にこれといって帰るところはなかった．

14 2003年当時は感染症の専門家なんて日本にはほとんどいなかったから，「どこでどうやって仕事をすればよいか」さっぱり見当もつかなかった．帰るんだったらやっぱ大学病院なのかねー，と素朴な，特に根拠もない理由で知人がいる大学病院を何軒か見学して回った．

15 そのとき思ったのは，「あー，日本にはとても帰れないな」だった．

16 まず，ぼくが訪問した大学病院はいずれも感染症を「ちゃんと」診ていなかった．「ちゃんと」診ているというのは，正しく診断して，正しく治療するということだ．そこが全然，できていない．

17 細菌検査室に行くと，血液培養ボトルが小さなホテルのミニバーみたいな冷蔵庫1つにちんまり入っていた．これが千床近くある大学病院で提出されたボトルのすべてだったことを聞かされ，ぼくは軽い意識消失発作を起こしそうになった．

18 回診もがっかりだった．診断も場当たり的ならば，治療も場当たり的．選択理由もわからないなぞの抗菌薬がなぞの投与量でだらっと出されている．

19 もちろん，アメリカだって理想郷ではないから不適切な診断，治療なんて珍しくもなかったけど，それにしてもひでーな，というのが当時のぼくの感想だった．

20 もちろん，日本には何千という病院があるし，ぼくが訪問したのは数軒の大学病院だったから，これで日本の病院を一般化するのはとても無理だ．しかし，その後訪問するようになった数々の医療機関の実態も加味すると，2003年時点では「概ね，日本の病院では感染症診療はまともに行われていない」と判断するのは妥当であり，そうでない病院は稀有な例外だったのだろうと思う．

21 というわけで，ぼくの日本帰国プランはあえなく雲散霧消した．その後，ひょんなことから北京のクリニックに勤務することになり，グリーンカードもニュージーランドもなくなったわけだが，この話はここでは割愛．

22 結局，当時の日本の病院では感染症診療は「ちゃんと」行われていなかった．熱が出ると血液検査して，画像検査して，CRPみて，なんか抗生物質使って，治らないとなんか抗生物質変えて，治らないとなんか抗生物質変える．

23 ついでにいうと，2020年の今も，こういう診療は残念ながらダイナソーな稀有な現象ではない.

24 たしかに,「ちゃんとした」感染症科の整備や「ちゃんとした」感染症診療の実践はそう珍しくもなくなった. とくに初期研修が義務化されて以来, 若手医師たちの診療レベルは過去に比べると格段に改善した. それでも, 現在の日本の診療現場を牛耳っているのは「初期研修を知らない大人たち」であり,「初期研修医のときにはまともだったのにねー, 5年も経つと先生も朱に交われば, だよねー」とナースにため息つかれる, みたいな中堅どころだったりする.

25 やはり, 変化に乏しいのは大学病院だ. ここは「教授がこういった」が診療の基準だったりするわけで, 初期研修でいくらまともな勉強を若手医師がしても, 診療現場そのものが変わりにくい構造的硬直性を持っているのだ.

26 では, なぜ教授は「ちゃんと」診療できないのか.

27 ひとつには, 日本の伝統的基礎医学重視思考がある. 医学部教授はざっくりと基礎系と臨床系に分けられるが, たとえ臨床系の教授であっても教授選で最大のインパクトとなる「研究実績」の中身はほとんどが基礎医学的研究だ. 近年では臨床研究の成果を根拠に教授になる人もいるけれども, きわめて少数派だ.

28 教授の資質には「研究, 臨床, 教育, そしてマネジメント」の能力が問われることが多いが, ちゃんと「臨床力」を吟味している教授会は稀有であろう. まあ, 外科医は手術見学や手術記録などによる吟味があるから, まだいい. 内科系の医者になると, 何を以って優れた臨床能力なのかすら実は判然としない. 見る人が見ればその人物の臨床力はわかるのだけど, 教授会ではそういうところはほとんど見ない. よって,「この人は過去20年間病院で診療してました」みたいなのが「臨床力の根拠」になったりする.「過去20年間試験管振って実験してました」が研究実績にはなりえないはずなのに. 教育に至っては「授業やってました」程度で「実績」になるし，マネジメントは「病棟医長やってました」程度で大丈夫だ．要するに，基礎研究実績しか見ていないのだ．

29 臨床系の教授でも基礎医学系の実験がメインの仕事になる．いきおい，診療行為はやっつけ仕事になる．プライオリティが高いのは基礎研究のほうだ．これでは診療の質が上がらない，落ちるのは当然だ．自分の専門分野でない感染症ならばなおさらだ．

30 これまた，忘れられない思い出がある．もう10年くらい前になろうか．ぼくは関東地方の某所で講演をしていた．そのときの座長は某大学某医局の名誉教授の先生であったが，演者（ぼく）の紹介のとき，こんな話をしたのだ．

31 「自分は研究者として身を立てるためにこういう師匠についてこういう研鑽を積んできた．しかし，臨床はやっているうちにできるようになった」

32 この方の言う「できる」は，どういうものか．講演のあと，彼はこういったのだ．「イワタ先生，でも，フロモックス®はいい薬ですよ．ぼくはいつも使ってます」

33 研究はちゃんとした師匠についてちゃんと訓練せねばできるようにならない．臨床は「やってるうちに」できるようになる．

34 つまりは，これこそが「プリンシプル（原理）」の欠如である．これではぼくが大学で講演をしても「奇抜なアイデア」にしか聞こえないのは，当然だ．

35 青木眞先生は感染症界で知らぬ者はいないまごうかたなきレジェンドだ．しかし，大学界隈では青木先生をご存じない方はまだまだ多い．病院関係者でも知らない人は多い．情報が分断化されて，「知っている人は知っている，知らない人はまったく知らない」状態になっているのだ．

36 しかし，感染症はどこにでも起きる．情報格差の「知っている層」にも，「知らない層」にも感染症は等しく起きる．よって，診療現場はやはりプリンシプルを失ったままの「グチャグチャ」な状況となり，意識の高い研修医や若手医師が尖った診療をして，ベテラン医師たちが伝統的な「これまでの医療」を継続し，そこに格差が生じる．「伝統的な診療」を権威によって強いられた若手医師はルサンチマンをもつのだけれど，これに抗う手立てはない．だんだん，こういう風景は少なくなってはきているけれど，なくなってはいない．

37 さて，ここまでは大学でまじめに感染症をやっていれば，誰でも知っていることなのだけれど（まじめにやっていないとまったく気づかれないことでもあるのだけど），さらに「原則」は続く．

38 感染症診療の「原則」は，「正しい診断」に基づく「正しい治療」だ．

39 では，「正しい診断」とはなにか．

40 それは，患者に起きている「現象」を正確に掴み取ることにある．正確に言えば，掴み取ろうとできるだけ肉薄することにある．このことは本書ですでに述べた．

41 患者に起きている現象．それはカント的に言えば「物自体」に相当するものだ．よって，われわれ医療者には「現象」全体を正確に把握することはできない．

42 特に，受診する前の患者の感染，潜伏期，発病，受診に至るまでの経緯を正確に掴み取ることはきわめて難事である．このとき，精緻な血液検査も，画像検査も，「経緯」を教えてくれない．こうした検査は時間情報を持たないからだ．

JCOPY 498-02138

43 よって，「病歴」が最重要となる．感染症屋がときにニューロティックなまでに病歴聴取にこだわるのは，「物自体」への肉薄を考えると必然なのだ．

44 前の施設で肺炎を起こした患者が，なんとかいう抗菌薬で治療された．解熱したけど，また発熱，で紹介受診する．CT を撮ると肺に浸潤影がある．しかし，血液培養からは黄色ブドウ球菌が 2 セット検出される．

45 これは，ブドウ球菌肺炎ではなく，カテーテル関連血流感染だ．CT の「影」は前の肺炎のあとを表現しているに過ぎない．もちろん，ブドウ球菌だって肺炎を起こすけれども，呼吸器症状が皆無で上記の病歴であれば，カテ感染と考えたほうがずっと合理的だ．

46「時間」を考えない失敗は多い．過去の結核の既往があれば T スポットのような IGRA は陽性になる．それはもちろん「結核」ではない．過去に梅毒の既往がある高齢者が「TPHA 陽性，RPR 陽性」であっても，ほとんどは生物学的擬陽性だ．病歴と文脈を考えずに検査のポジネガだけを見るから失敗するのだ．

47 この仮説生成に基づく「もっとも合理的な仮説」を考えるのが，演繹法，帰納法に続く思考法と言われるアブダクションである．プラグマティズムの領域で頻用されるものだが，後期研修医はこのアブダクションの活用がとても苦手だ．ついつい，CT を見て「肺炎の可能性は否定できない」と考えてしまう．

48 血液培養から大腸菌が生えて，たまたまとった心エコーで疣贅らしきものがある．すわ，大腸菌による IE か？　とついつい考えてしまうのだが，そうではない．この患者は IE を起こして入院していたのだが，入院中に尿カテーテル関連の尿路感染を起こしたのだ．手術で疣贅を切除すると，そこからはレンサ球菌が検出された．IE の典型的な原因菌が IE を起こし，その患者が入院中にこれまたコモンな大腸菌による尿路感染を起こす．この思考法はアブダクション的には合理的な仮説なのだが，合理性を考えないと，ついつい「稀な大腸菌によるIE」と考えてしまう．もちろん，大腸菌もたまにはIEを起こすが，それはより合理的な仮説ではない．

49 患者に起きている「真実」は得難い「物自体」だが，肉薄はできる現象だ．しかし，ぼくらはついつい面倒くさくなって物自体はいいから，治療しようぜ，となってしまう．しかし，診断が雑なままで治療すれば，その治療も雑になることには気づいておかねばならぬ．

50 青木先生が教える「感染症診療の原則」は非常にシンプルな原則である．正しく診断し，正しく治療する．それだけだ．が，これをきちんと行うことがきわめて難事であることに多くの医療者は気づいていないし，多くの大学スタッフは考えたこともないのである．

BONUS TRACK

コロナ禍（コロナ化）

COVID-19 の「本質」を考える

1 新型コロナウイルス感染症のパンデミックは「コロナ禍」であり，コロナ以前の時代と隔絶された，新しいコロナ以後の世界を作る「コロナ化」でもあった．その「本質」についてここで書き下ろす．これまであちこちで書いたり論じてきたことと重複する部分もあるが，エッセンスのところだけまとめてみた．

2 新型コロナウイルス感染症の「本質」を語るということは，「他の感染症（あるいは疾患すべて）と新型コロナウイルス感染症との根本的な違い」を語るということだ．「差異」を語ることこそが本質を語ることなのだと思う．

3 では，何が「差異」なのか．

4 それは，コロナが「数」の感染症だということだ．

5 もちろん，全ての感染症には「数」がついてまわる．しかし，コロナの場合には「数」こそが本質なのだとぼくは考えてきた．

6 結核が1例でも，100例でも，結核という疾患の特徴は大きく変わらない．「数」は属性の1つであるが，結核の「本質」ではない．

7 新型コロナウイルス感染症が数例のときは，これはほとんど問題にならない程度の感染症である．診断も比較的容易，濃厚接触者の追跡も容易，隔離も容易，ほとんどの方は無事に治癒することであろう．

8 しかし，大量の患者が発生すると，事態は大きく変化する．患者数が増えれば増えるほど「非典型的なプレゼーション」が増加し，診断は困難になる．無症候の感染者や，検査が偽陽性になったり偽陰性になるケースが増える．濃厚接触者も追跡しきれなくなる．隔離する場所もなくなっていく．医療機関や保健所にとって「少ないコロナ」はどうということのない問題だ．しかし「多くなったコロナ」は御し難いのである．

9 もちろん，どんな病気だって大量発生すればしんどいに決まっている．

JCOPY 498-02138

しかし，ほとんどの疾患は急に大量発生はしない．たとえ感染症であっても，コロナのように無慈悲な増え方はしない．コロナは，対策を怠るとどうしようもなく無慈悲に増え，対策を取ればそれなりに減る．そのダイナミズムが他の疾患と桁違いなのだ．

10 感染経路が限定的な感染症は広がり方も限定的だし，感染リスクも比較的容易に把握できる．典型的なのは性感染症だ．例えばHIV感染については，日本では大多数の感染者がMSMなことがわかっている．性交渉なしでHIV感染することは現在の日本ではとてもまれなことだ．また，HIVでは「感染爆発」のようなことは起きにくい．介入のポイントはわかっている．

11 コロナは重症者リスクこそ大小の差があるが，「こういう人は感染しない」という区分はほとんど存在しない．そこに感染経路が成立すれば，誰でも感染しうる．夜の街で感染が広がる．では，と夜の街対策をすると昼に広がる．若者に多いと言われて若者対策をすると，こんどは高齢者で感染が広がる．とにかく，「ここを叩けばいい」という決め手がない．日本のコロナ対策は基本的に「起こったことの後追い」なのだが，これだと常に後手後手に回るのだ．日本政府が後手後手なのは必然なのである．

12 多くの門外漢が誤解している．「毎年インフルエンザで大量の患者が発生し，たくさんの方が死んでいる．でもコロナのように騒いでない．コロナはインフルのようなもの．騒ぎ過ぎではないか」という見解である．

13 もちろん，この考えは間違っている．本稿執筆時点で，日本でも世界でもインフルエンザはほぼほぼ姿を消してしまった．ぼくはこの1年間，一例もインフルエンザを経験していない（！）．強力なコロナ対策は日本から，そして世界からインフルエンザを（それから他の呼吸器感染症や下痢症なども）ほぼほぼ制圧してしまったのだ．

14 そのようなインフルエンザを制圧してしまうような強力な感染対策でもなお，コロナは制圧できない．そして，ちょっと油断するとすぐに増加してしまう．人の心を見透かしたように，油断したところで確実に感染が増加する．

「ここは大丈夫」という場所はほとんど存在しない．

15 コロナとインフルは同じようなものではない．インフルリスクを無にするような努力をしても何百万という人命が地球上で失われ，日本でも9千人近くの死亡者が出ている（2021年3月時点）．もし，我々が真摯にコロナ対策をしていなければ，（いつもの）インフルと（もっと巨大な）コロナの感染で，世界はもっともっと悲惨な場所になっていたであろう．

16 また，コロナの重症患者の入院期間は，インフルのそれよりも長く，死亡率も高いことが比較研究でわかっている．本稿の目的はテクニカルな論文やデータの解説ではないので詳しくはメディカルトリビューンの「ドクターズ・アイ」の連載を御覧いただきたいが（https://medical-tribune.co.jp/rensai/2020/1228534295/），要するにいろんな意味で「インフルとコロナは同列には扱えない」のである．ぼくは折口信夫の別化性能よりも類化性能を重視するほうだが，それでもそう思う．

17 では，なぜかくもコロナが抑え込みにくい感染症なのかというと，それは無症候者や軽症者が多いこと，感染期間が長いこと，よって人がどんどん移動して感染を拡大させてしまうことにある．

18 これだけ短期間に全世界に（南極にまで！）感染を広げてしまい，かつ，感染を広げる主体がほぼ人だけ，という事実は驚愕である．100年前ならコロナはこんなに広がらなかったであろう．グローバル化した21世紀の社会がSARS-CoV-2というウイルスのキャラと見事に連動して現在に至るのである．そういう意味では，このウイルスの出現したタイミングは最悪であった．いろんな意味で人類史上最悪の感染症の1つである．

19 感染者の数をやたら増やしてしまうのがコロナの特徴なのだから，「死亡率が低いこと」はさしたる問題でない．分母が激増すれば，結局死亡率の低い疾患でも死亡者は増えるのだ．かといって麻疹のように激烈に増えるわけでもない．だから，世界中にコロナが広がるのだけど，かといって集団免疫が獲得されるわけでもない．実に微妙に，巧妙に，感染者は増えていき，しかし集団免疫はできず，分母の巨大さのために何百万も死亡者が出ている．しかも先進国で．考えれば考えるほどひどいウイルス感染症だ．

20 診断についてコメントしておく．いつものことだが，時間的概念というものを無視した議論が多い．時間を無視した診断などありえないというのに．血液検査にも画像検査にも「時間」というファクターは入れられていない．それは「今，ここ」の時間性を無視した情報に過ぎない．検査で時間を加味できるのはモニター心電図など，少数の者に限られる．

21 よく議論されるが，抗原検査にしてもPCR検査にしても，例えば感染してから10分後には陽性にはなるまい（もちろん，抗体検査も，だ）．20分後にも陰性だろう．では，どのくらい時間が経てば検査は陽性に転じるのか．我々は発症直前，つまり感染してから1週間前後くらいでウイルス量が最大となり，よってPCRが陽性に「なりやすい」ことはわかっている．が，目の前の人物が感染してから何日目なのかはほとんどの場合はわからない．全ての疑い患者に毎日PCRを繰り返すのも現実的ではない．

22 よって，無症状の感染者の場合，検査の偽陰性は「原理的に」起きる．感染症学，臨床医学，診断学の基本中の基本だ．ここが理解できないならば，もうPCRの議論はしないほうがよい．たとえ，基礎医学領域でたくさんのPCRをやってきた擦れっ枯らしの「PCRのプロ」であったとしても，だ．実験室と臨床現場を混交している時点で臨床医学を語る資格はないのであり，それは昭和の時代の日本の臨床現場では通用していたのだけれど，今は通用しない．してはいけない．

23 同様に，ウイルスが生きていなくても遺伝子のかけらがあれば偽陽性は起きる．実際に起きている．抗原検査についても同様だし，定性でも定量でもそうだ．

24 偽陰性や偽陽性が起きやすい「程度」の違いはあるけれども，その現象は確実に起きる．これはすべての検査に共通したことで，例外はほぼない．これが理解できない人も診断を論じるべきではない．

25 日本では Ct 値の閾値が一，という議論もほとんどナンセンスだ．確かに閾値の設定によって，偽陽性が出るケースは「ある」．が，めったにない．ほとんどはどのような閾値を使おうが新型コロナウイルス感染症を見誤ることはない．2メートルの身長計を使おうが，10メートルの身長計を使おうが，人間の身長はほぼほぼ正しく計測できる．「10メートルの身長計を使っているから，実際にはキリンの身長を測っている」と主張するのが，Ct 値閾値 → コロナ幻想論者の正体だ．コロナを論ずるのは止めて動物園でキリンでも見物していたほうがよい．

26 治療薬については何千という臨床試験が行われており，たくさんの試みがなされている．今のところ，「これだ」という治療薬はデキサメタゾンだけだ．

27 トシリズマブはかなりポジティブなデータも出ているが，同時にネガティブなデータも出ている．複数の RCT でポジだったり，ネガだったりが繰り返され，メタ分析でフォレストプロットを作るたびにオッズ比が変わるような治療薬の本質は「効くか，効かないかははっきりしないけど，そのエフェクトサイズは大きくない」薬だ，ということである．敗血症性ショックのステロイドのようなものだ．こういう薬は激論を呼ぶが，激論を呼ぶという事実そのものがその薬の効果が「微妙（if any）」であることを示唆している．レムデシビルについても同様のことが言える．外来で用いる抗体療法なども同様だ．デキサメタゾンも死亡リスクは下げるが無にする，無に近くするわけでもなく，要するに COVID-19 の治療薬に「決定打」はまだない．

28 良い意味で予想外だったのがワクチンだった．まさか，これだけの短期間に複数のメーカーから効果的なワクチンが開発，承認，製造されるとは予想していなかった．ワクチンがコロナ問題の「ゲームチェンジャー」になる可能性は極めて高いし，ワクチン抜きでコロナ対策を論じることは不可能だ．

29 アンソニー・ファウチが述べるコロナ対策にはビジョンがある．2021 年 3 月に彼の見解が報じられていた．それによると，ファウチはワクチンのロールアウトを徹底し，集団免疫を獲得し，そしてコロナがスポラディックにしか発生しない，現在で言うところの麻疹や風疹やポリオのような疾患にしたい，というものであった．ワクチンによってウイルスを無化するのではなく，感染を無化するのである．現在の米国における麻疹や風疹やポリオの存在を考えるとすぐにわかるが，これは事実上の「ゼロコロナ」政策である．

30 ただし，ファウチのビジョンには何点かのリミテーションがある．

31 1つは，SARS-CoV-2に対する免疫の持続期間だ．すでにCOVID-19の再感染が発生することはわかっている．麻疹のようにはいかないのだ．感染後，半年くらいは時間が稼げるだろうし，次の感染のときには軽症化することも期待できるが，あくまでも「期待」だ．ワクチンについても同様で，現行のワクチンがどのくらいの長さ，効果を発揮するのかは現時点ではわからない．さらに，変異株の問題がある．変異株がワクチンの効果を減じてしまえば「ワクチンで集団免疫」という構想は破綻する．ファウチのビジョンはこうしたいくつかの「IF」を乗り越える必要がある．

32 あと，日本には日本独特の問題がある．「群れの免疫 herd immunity」を作るには小児の免疫が欠かせないと言われる．よって，小児，若年者に対する臨床試験が現在進行中だ．おそらくは小児にも現行のワクチンは安全に提供できるだろうが，ポイントはそこではない．そもそも感染しにくく，重症化しにくい小児のコロナ．つまり，彼らにとってワクチンのメリットは大きくないのだ．ということは，可能性のある副作用のデメリットが相対的に大きくなるということを意味している．HPVワクチンとは違うのだ．よって，小児・若年者へのコロナワクチンは「社会への奉仕」という側面が大きくなる．社会のために，個人が（ある程度のリスクを背負って）ワクチンを打つべきか．新たな倫理学的問題をここでは内包する．

33 さらに，テクニカルな問題だが，日本の医師は，小児科医も含め，筋注に慣れていない．日本の予防接種制度が未熟なため，ずっと皮下注をデフォルトにしてきたためだ．筋注に抵抗感を持つ医者やナースは案外，多い．現在も筋注の問題点について議論が喧しい．三角筋への接種でもこんなに揉めるのだから，過去のトラウマをひきずる大腿四頭筋への接種はさらに揉めるだろう．

小児へのコロナワクチンはちゃんと普及するだろうか.

34 ぼくはBMJにレターを書いたように，小さな区域で少しずつ感染対策で「ゼロコロナ」を達成し，それを広げていく地道な方法を取りたいと提唱している．ファウチのようにウイルスを許容し，感染を防止するのではなく，ウイルスそのものも阻害する方法だ．これはアフリカでのエボラ対策でも使われた．コロナは人の移動を止めれば感染の広がりは容易に抑えられるので，実現可能性は高いし，現に日本の「人の出入り」が激しくない自治体ではほとんどコロナは発生していない．演繹法的にも，帰納法的にも，そしてアブダクションを用いた考え方でも，セグメンテーションによるゼロコロナはポッシブル，かつフィージブルな選択肢だ.

35 そして，その戦略はファウチのワクチン戦略とは矛盾しない．要するに，両方やればいいのだ．コンドームか，ピルかの議論は不毛である．両方やればよいのだから．というわけで，ぼくはファウチの戦略を是とし，かつ肯定的に受け止めつつも，セグメンテーションによるゼロコロナによりその達成はより早まるのでは，と考える次第である.

36 とにかく．SARS-CoV-2とは到底共存はできない．ウィズコロナは幻想である．これが現実だ．ウィズコロナをそれでも提唱する人は現実世界をちゃんと観察できていないか（こちらが圧倒的大多数），かなりなディストピアな世界を肯定している悲観論者であろう.

37 いずれにしても，新型コロナウイルス感染症の正体は，ウイルスの属性だけでなく，人間サイドの属性が大きく寄与する現象の問題であり，人間次第でその様相は大きく変わるということだ．この本質に気づくのがまず大事．そして，どちらの方向に舵取りしたいか，我々自身が決めねばならないのである．その決断を，後世の人たちが評価する.

38 我々は後世の人たちから称賛されるのか，恨みに思われるのか，嘲笑されるのか．それを決めるのも我々自身である．現世の人からどんなに悪しざまに罵られようと，それは大した問題ではない．価値ある仕事は常に現状の否定であり，既得権益の破壊であり，重力に魂を奪われた人々への抵抗だからだ．コロンブスも，ジェンナーも，ネルソン・マンデラも「今」からは大いに否定され，攻撃されたのだ．我々プロの感染症屋が気をつけなければならないことは，現在から攻撃されないことではない．未来の世代からがっかりされることなのだ．このことは絶対に忘れてはならない．

岩田健太郎
×
國松　淳和
（医療法人社団永生会南多摩病院 総合内科・膠原病内科）

対談

『本質』とはなにか

2020 年 6 月 19 日 オンラインにて対談

【岩田】國松先生にお目にかかるのはいつ以来でしょうか.

【國松】一度目は新宿紀伊國屋書店で行われた『Fever 発熱について我々が語るべき幾つかの事柄』(金原出版, 2015 年) のイベントの打ち上げの時で, 少しだけお話しする機会がありました. 二度目は数年前に京都で開催された ACP (米国内科学会) 日本支部総会のときです. 自己炎症性疾患に関する僕の書籍をご評価頂いたので, そのお礼を言いたくて先生の講演後に出待ちしていました.

お目にかかったのはそれぐらいで, ほとんど初対面に近いです. ですから今日の対談は楽しみにしていました.

【岩田】『Fever』のときのことはよく覚えています. スライドもすごく特徴的で, あまり見ない内容のものばかりでした.

【國松】ありがとうございます, 嬉しいです.

【岩田】先生がお書きになった著書はほとんど読んでいます. 「ここから切ってくるか!」という切り口で毎回書いておられるので, すごいなと. 刊行のペースも尋常ではありませんし.

【國松】それを先生に言われるとは (笑).

【岩田】筆の速さについては誰にも負ける気はしなかったんですが, 國松先生にはちょっとかなわないなと.

【國松】嬉しいです (笑).

「本質の感染症」と『論理哲学論考』

【岩田】今回, 「本質」をテーマにして「J-IDEO」で連載を持ってみました. 読者置いてけぼりの企画という自覚はあるのですが, マニアックな専門誌なのでそういうのがあってもよいかなと. 「J-IDEO」は「週

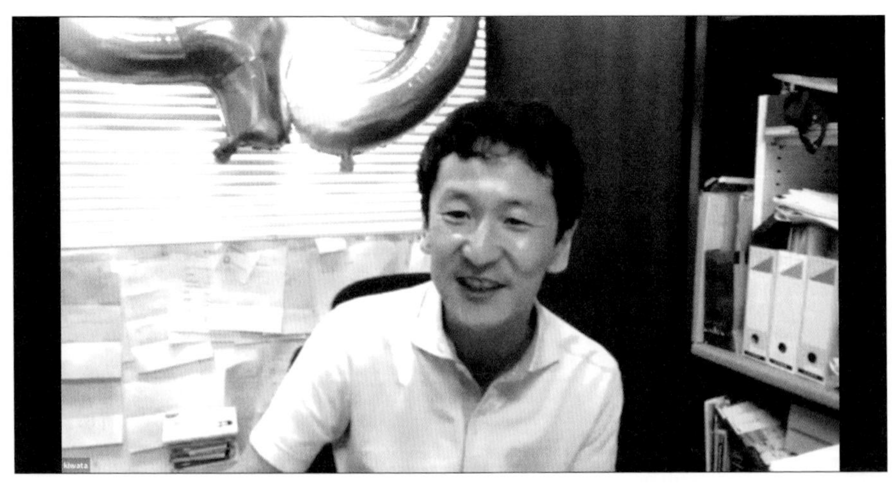

刊少年ジャンプ」のように多様な作品をまとめて，だれが読んでもなにか引っかかるものが一つでもあればよいというコンセプトです．全てのページを読む必要はないのですが，検査技師さんが読んでも，看護師さんが読んでも，一般のプライマリケアの方が読んでも，どこかで引っかかるものがあるような，多様な連載陣を備えていくというのが目標で，王道的なものも押さえる一方で，昔の『ジョジョの奇妙な冒険』のようについてこられない人が多そうなもの，それから『とっても！ラッキーマン』みたいによくわからないようなものも一応入れておこうと思っていて，本連載は9割ぐらいの読者はついてこなくていいよというかんじで企画したものでした．ちなみに，お読みになりましたか．

【國松】はい．目についた先生の記事を読むというかんじで楽しませて頂いています．たしかにジャンプ感覚の雑誌ですね．

【岩田】連載の感想からお聞きしたほうがよいのかな．

【國松】まず気になったのは，先生の記事のスタイルです．記事の内容としては本質について岩田先生なりに語っているのでしょうけれども，それを箇条書きで語るというのがさすがだなと思って．普通の文章で書くよりも脳に染み渡るというか．

【岩田】あれはパロディなんですよ．でも，だれも元ネタはわからない．

【國松】いや，わかりませんでした．ごめんなさい．

【担当編集】私も知りませんでした．

【岩田】誰にもわからないパロディはよくないパロディなのですが，元ネタはルードヴィッヒ・ウィトゲンシュタインの『論理哲学論考』という本です．この本は箇条書きで書かれているんですよ．断言口調の箇条書きで「〇〇は××である」と書いてあるのですが，一つ一つの文章は全く意味がわからない，という本なんです（笑）．そのノリで書かれているということに気づいた人はたぶん一人もいないと思います．ウィトゲンシュタインは昔から好きだったんですよ．

【國松】なるほど，いきなりすごい話ですね！　ウィトゲンシュタインってたしか，わかる人にだけわかればいいというかんじで書いているんですよね．

【岩田】恐らく，誰にもわかってもらえないと思いながら書いていますね．前期ウィトゲンシュタインにあたりますが，自分の師匠にあたるバートランド・ラッセルというすごい哲学者が『論考』の原稿を読んで「この本はすごい！」とべた褒めしています．しかし褒められているにもかかわらず，師匠であるラッセルに対して「お前には俺の本が全然読めていない」とボコボコに批評するという，とんでもないことをしています（笑）．

【國松】岩田先生は今まで，ウィトゲンシュタインのように「わからなくてもいい」という気持ちで書かれた本はありますか？

【岩田】『感染症は実在しない』（北大路書

房, 2009年. インターナショナル新書, 2020年〔新装版〕）という本は「9割ぐらいの人はわからないだろう」「1割ついてこられれば上等だな」と思いながら書きました.

【國松】1割って, すごいですね.

【岩田】僕は昔からわかりやすい本を書くことを目標にしてきました.『抗菌薬の考え方, 使い方』がまさにそうですね. 読みやすくて, だれでもスラスラと最後まで読めるという. それとは全く逆に, 読めないし, 読んでも意味がわからない, というのが『感染症は実在しない』でした. そもそもタイトルを見た時点で8割ぐらいの人が引いてしまうと思います.『論理哲学論考』がまさにそういう本なんですね.

【國松】『論考』は解説本が多く出ていますよね. 最近たまたま読んだので, 形式の雰囲気や仰りたいことはよくわかります.

【岩田】そう. ブレッド方式という形式なのですが, 断言調で「世界とは起きていること全てのことである」「物ではなく事実の総体であるとする」「起きていること, つまり事実とはいくつかの事態が成り立っていることである」「事実の論理上の像が思想である」「思想は意義を持つ命題である」「語り得ないことについては沈黙するほかない」とか延々と書いていて, 禅問答みたいで何を言っているかわからない（笑）.

しかもウィトゲンシュタインは「『論理哲学論考』ですべての問題を解き明かした. もう哲学ではやることがない」と断言して学校の先生に戻ったり, 戦争に従軍したりしているんですよ. にもかかわらず, 後期ウィトゲンシュタインでは「前の『論理哲学論考』は間違っていた」と言って, 今度は自分を全否定します.

【國松】先生も同じような道を辿ったら面白いですね,「後期岩田」とか（笑）.

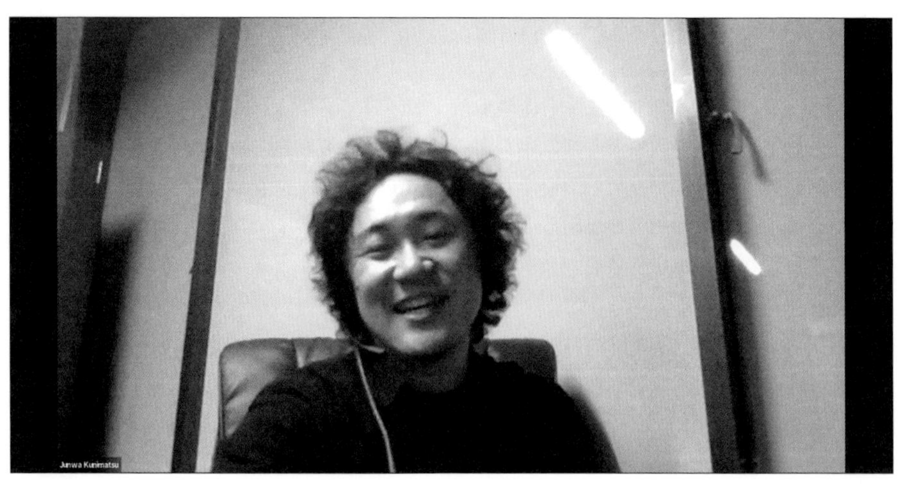

【岩田】自分とは比べものになりませんけどね．僕は15年ぐらい前に『論考』に出会い，全く意味がわからないところにすごく惹かれ10年以上かけて何度も繰り返して読んでいます．解説本も読むのですが，解説本にも「はっきり言って何が言いたいのかよくわからない」と書かれている（笑）．

【國松】それでいいのですね（笑）．

【岩田】結局，言葉の限界について書いている本なんです．われわれ医療者も言葉をよく使いますが，実は言葉というのがきちんと使われていないことによって様々な問題が起きているということを最も正しく看破していたのがウィトゲンシュタイン，もしくはソシュールの構造主義の2つだと思っています．「本質の感染症」ではそのようなことを延々と書いて，皆をドン引きさせたと（笑）．

言葉では伝わらない

【國松】「本質の感染症」は，その箇条書き的な記事を読んだあとの読後感というのがすごく新鮮でしたが，その内容は先生が仰るように読者をやや突き放したような感覚を受けました．僕は先生の作品のフォロワーですからわかるつもりで読んでいて，一部は「ああ，岩田先生らしいな」と思えるのですね．僕なりに「岩田先生らしい」というのはわかるのですが，ちょっとわからないところもあって……．

【岩田】そうなんです．いつからか，いくらわかりやすく説明しても結局わかってもらえないということを感じていて．いま情報収集や情報発信にTwitterを活用しているのですが，僕宛に届くコメントの9割かそれ以上は的外れです．僕が何かをツイートするとそれに対して「それってこういうことですよね」というコメントが届きます．でも本当に「そういうこと」だったためしがなく，ほとんどが的外れですね（笑）．

【國松】そのようなミスマッチ，意図の解釈の違いはどこから生じるのでしょうか．

【岩田】自分の意図は言葉では伝わらないということです．現象あるいは概念があって，それを変換して伝えるのが言葉というものですが，結局そこにあるものは全く伝わっていなくて，多くの場合，相手の欲望に照らし合わせたものに変換されてしまいます．多くの人は，自分が喜べるような形に変換するか，もしくは自分がそうみたい形に変換するか，そのどちらかです．特に現在のようにコロナウイルスで皆がパニくったり鬱々としているような状況では，とにかく愉快になれる材料，殴りかかれる材料のどちらかが欲しくてそれになぞらえる．そうなると，こちらがどんなに丁寧に書いたところで，読みたいようにしか読んでくれません．

われわれはよくバイアスという言葉を使いますが，そのバイアスの中には読者のバイアスというものがあります．どんなに頑張って利益相反を取っ払って，臨床試験を登録してバイアスを取っ払ったとしても，読者が「この論文はすごい！」と思いながら読む場合もあれば「こんな論文は駄目だ！」と思いながら読む場合もあって，どのようにでも読めるわけです．この「読者の目線」はコントロールしようがないので，ここのバイアスは動かしようがありません．よって，どんな論文もバイアスフリーには原理的に，なりえないのです．

【國松】 そうですね．

【岩田】 自分のバイアスに対して自覚的に読む，自分を自分でみる，といった「鳥の目」があればよいのですが，読者というのはむしろ「俺様」目線で論文を読みますから．

【國松】 先生のツイートをみる目線もそのようになっているわけですね．

【岩田】 俺様が論文やツイートを料理してやろう，という上からの判定者目線です．だからどんなに正しいことや良いことを言っても誤解や擦れ違いが生じうるということですね．それから，これは日本に限らず海外でもそうですが，相手のことをわかろうという意図をすでに放棄しているパターンも多いです．相手を理解するつもりなんてさらさらなくて，とにかく褒めるか叩くか，ということしか考えない．僕のことを褒めてくれる人もいますが，褒める人も，実は僕の言いたいことをあまりよくわかっていないんです．

【國松】 そうか（笑）．

【岩田】「先生の言うことを信じています」と言われたところで，鵜呑みにするという態度がそもそも問題なのだと思ってしまいます．逆もまた真なりで「お前の言うことは信じられないぞ」という人もいますし，信じるとか信じないとかの話ではないように思います．

【國松】 たしかに．本当にそうですね．

【岩田】 昔からそうだとは思うのですが，いまは特にコロナとSNSの相乗効果でそういったものが先鋭化されている印象がありますね．どうしたものかわかりませんが．

そのように考えていくと，「読者に理解されるかどうかは気にしない」となってしまうときもあります．

【國松】 本の書き手の先輩である先生に訊いてみたかったのは，読者にわかってもらう方法とか，あとは売れる方法というか（笑）．読者にはわかってもらえないと思っていても，実はコツがあるのではないかと思いまして．

【岩田】 先生は自分が書きたいものを素直に書いていると思っていたのですが．

【國松】 ええ．実はそうです．

【岩田】 あまり読者のことを考えていないでしょう（笑）．

【國松】 あえて社会的な質問をしてみたのですが，一発でばれましたね（笑）．

【岩田】 先生の書かれたものに，なにかメモっぽい本があったじゃないですか．

【國松】 はい．『Kunimatsu's Lists ～國松の鑑別リスト～』（中外医学社，2020年）ですね．

【岩田】 あれが面白くて．

【國松】ありがとうございます（笑）.

【岩田】あの本は自分の書きたいことだけ書いて，しかも読者は置いてけぼり，わかりたい人だけわかれという本ですよね．僕はあれを読んで，自分の中ではよくわかったと思いましたよ．というのは，僕も同じものを作っていたから．研修医のとき，例えば比較的徐脈の出る疾患をインデックスカードにメモる，という作業を故・遠藤和郎先生（沖縄県立中部病院感染症科で喜舎場朝和先生のもと，「ナンバー2」として多くの研修医を指導した名医．感染制御の領域でも業績が多い）に教わり日課にしていました．ですからああいうのを作りたい欲望はすごくよくわかります．ただ，普通あれを本にしないよな，とは思いました(笑).

【國松】すみません．しちゃいました(笑).

【岩田】自分でやったことのある人は「ああ，これはこういう本なんだな」というのがすぐにわかりますね．

【國松】要するに，あの思考を通ったことがある人ですよね．

【岩田】そう．あれをやったことのない人は，いったいこれは何が言いたい本なんだろう……と困ってしまうと思います．

【國松】たしかにそのとおりです．

【岩田】でも僕は面白かったです．

【國松】ありがとうございます．あの本は内容を削ぎ落としていって，自分なりの本質的なところを突きつめたつもりです．本質というものを突き詰めると言葉を継がなくなりますね．そうすると先生のようにやはり箇条書きのようになっていくのだと思います．

【岩田】削っていくほうが難しいですね．足して膨らませていく文章の書き方ももちろんありますので，やり方次第なのですが．リーダブルな文章というのもすごく大事だと思うのですが，その一方で「わかりやすさ」というのがそもそもまずいのではとも思っています．先日 NHK の取材を受けた時，インタビュアーが「いまのテレビや新聞はわかりやすさばかりを追い求めて困ったものですね」と言っていました．でも，わかりやすいこと自体は別に悪くはないのです．だからその方が仰っていたのは，そういう意味の「わかりやすさ」ではなく，結論だけ言って断定するようなテレビの「わかりやすさ」なのだと思います．これだけが必要とか，これさえやっておけばよいとか，がんになりたくなければ何とかを食べろだとか．テレビのワイドショーでも時間がないからコメンテーターは「先生，一言でまとめてください」と言われ，「マスクは○○です」「PCR は○○です」と簡潔に述べることを求められます．それがテレビ的に言う「わかりやすさ」なのだと思います．

でも，それって本当は全然わかりやすくないですよね．例えば僕がクルーズ船から追い出されたときのことですが，そのあと慌てて菅官房長官（当時）が記者会見を行いました．「船内の感染対策はどうでしたか」とマスコミに訊かれて，官房長官は「中の感染対策は適切に行われていました」と答えました．すると新聞記者は「菅義偉官房長官は『感染対策は適切に行われていた』と述べた」と記事を書きました．実はこれは全然わかりやすくなくて，「適切」の定義がわからないし，何を根拠に「適切」と言っているのかもわからない．

では「適切ではない」というのはどういう条件下において適切ではないのか……ただ言葉が上滑りしているだけで，実はわかりやすくないものを単に短くまとめているだけです．それを「わかりすい」という言葉に変換して，読者や視聴者に「わかった感」を与えることだけが「わかりやすい」ことだと勘違いしているわけです．

【國松】それはまさしく本質的ではありませんね．

【岩田】皆が求めているのは，「わかった」ではなく「わかった感」なんですよね．

しかし本来は，「わかった」と言うためには「わからない」から始めなければいけないはずです．わからないことを突き詰めて悩みに悩んで，時間をかけないことには理解できませんから．

【國松】ある程度の苦労は必要ですからね．

【岩田】逡巡しながら突き詰めていって，最後に「ああ，そうか．これだ」と．デカルトが「我思う，ゆえに我あり」と言ったのはまさにその結果です．

デカルトが「我思う，ゆえに我あり」と言ったということを暗記していても，デカルトの言っていることは全くわかっていないわけです．本当は「わからない」を延々と繰り返さないと「わかった」になりません．だから，わかるためには時間をかけないといけないはずなのに，すごく短い言葉でまとめることがわかりやすさだと勘違いしている．いまの医学界もそうですね．PCRはいるのかいらないのか，マスクはするのかしないのか，というYes-Noクエスチョンになってくるので話がよけいにわかりづらくなる．

【國松】僕の最近の問題提起として，親切すぎる医学書が多いと思っています．先生がいま仰ったような，「こうしたらこうする」というだけの本ばかりで，エビデンスの解釈などを全部すっ飛ばして，要するにこうすればいいのかというところだけを集めた本ばかりがよく売れている印象があります．

【岩田】いわゆるハウツー本ですね．

【國松】はい．僕の考える「本から学ぶ」というのは，字面だけの暗記でなく，頭をぐるぐる巡らして抽象的な概念を読み取ろうとする努力なのですが……．研修医を教育していてもそのようなことを感じます．

【岩田】わかります．アメリカなどの研修医教育はそんなかんじですよね．

【國松】チェックリストのような．

【岩田】そうそう．脳梗塞をみたら何とかスコア，のようなものをやたら覚えさせるので，そういうストックをたくさん持っているのがよい指導医とされるという．アメリカの初期研修では様々な患者さんを診させられるから新体験ばかりで，例えばPE（肺塞栓症）の患者さんが来たらこの検査で診断する，DKA（糖尿病性ケトアシドーシス）の患者さんはここところを治療すればよいから，と指導医に言われると「なるほど！」と感心してしまう．これだけやっておけばよいというストックフレーズをそっくりいただいて丸暗記して，そして自分も下の研修医に教えるというのを繰り返しているんです．

【國松】そうですね．

【岩田】リズミカルだし，それこそ「やっている感」が出てきますから．

【國松】そうなんですよね．

【岩田】DKAのことを本当にわかっているのかというと，実はあまりよくわかっていない．でも治すことはできる．DKAなんてわりと型が決まっている病気の典型ですから．

ところが，診断になるとそれが難しいのですね．診断は多くの場合，これとこれをやっておけばこの病気は診断できる，という簡単なアルゴリズムはありませんから．急性虫垂炎はこういう病気だというdescriptionはいくらでもありますが，これとこれをやれば急性虫垂炎をルールイン，ルールアウトできる，というものはない．あとは腎盂腎炎なんかもそうですよね．

【國松】ああ，難しいですね．腎盂腎炎はいつまで経ってもわかった気になれません．未だにわからないです（笑）．

教えることの難しさ

【國松】いま話しながら気づいたことですが，研修医に何かものを教えるとき，こちらの忙しい時は診断なり治療の要点なりをパッと伝えてしまうことがあります．その結果，「はい」という研修医よりも「うーん……」と反応するような，一見ものわかりの悪そうな研修医のほうが見込みがあると感じます．なので納得しないで悩んでいるんだと思わせる研修医のほうが，実際はよいことを考えている気がします．

【岩田】素直に「はい，はい」と言う研修医は怖いですね．

【國松】そうそう．怖いんですよ．

【岩田】「この患者さんにはゾシン®を使いましょう」となったとき，ゾシンを使うという選択をするに至った経緯が伝わっているのかすごく心配になります．「この患者さんは肺炎だったから岩田先生はゾシンを使っていた．じゃあ肺炎だったらこれからはゾシンだ」みたいな覚え方をされるのは困りますね．

【國松】逆にこちらが手を抜いてごまかしたのを見抜いてくる研修医もたまにいて，そういう研修医は宝だなと思います．でもそういう研修医に限って扱いにくい研修医として各科で不遇をかこっていたりして．

【岩田】そういう人が大事ですよね．

【國松】日本の宝と思って接します（笑）．

【岩田】先程のたとえで「ゾシンという抗菌薬を使います」と言ったとき，それは同時にメロペン®は使わないという選択肢，セフトリアキソンを使わない選択肢，あるいは抗菌薬を使わないという選択肢を選んでいます．だから「なぜゾシンなのか」という質問は「なぜメロペンでないのか」「なぜセフトリアキソンではないのか」という質問でもあります．研修医に「ミノマイシン®を使いたいです」と言われたとき，僕はよく「なぜ他の抗菌薬ではなくミノマイシンなの」と訊くのですが，「えっ？　前も使っていたからです」みたいな話になりがちです．経験則で抗菌薬を選ぶ癖がついているんですね．いわゆるパターン認識というものです．

【國松】先生の著書を読んで感じたことですが，先生の研修医教育は問いかけから始まっていますよね．そういった質問の応酬を重ねてみえない本質に近づいていくというイメージでしょうか．

【岩田】僕から研修医に直接なにか教えるということはほとんどないんですよ．

【國松】質問するだけですか．

【岩田】「なぜそう思うの？」とか「なぜその検査をするの？」とか「その検査以外の方法はないの？」と質問を重ねていって，自分で答えが出るまで待つことが多いです．もちろん教えることもありますが，いきなり教えることはまずありません．学生教育でも同様ですが，学生からは「いいから早く教えてくれよ」と不評です（笑）．

【國松】答えを早く教えろと（笑）．

【岩田】非常に面倒くさいやつだと思われているでしょうね．

【國松】途中を聞かない人もいますしね．

「本質」とはなにか

【國松】変な質問かもしれませんが，「本質とは何か」ということについて，それは本質を探すイメージなのですか．それとも先生が本質的であろうとするイメージなのですか．

【岩田】探すほうでしょうかね．例えば患者さんにいま何が起きているのだろうと一生懸命考えても，結局わからないんですよ．これはカントのいう「物自体」なのですが，自分たちが知りたい患者さんの本質はわからない．わかったつもりになっていても，本当はわかってはいないのかもしれません．

例えば，肺に浸潤影があって，熱があって，コロナのPCR検査をやって陰性でしたと．その時，その陰性であるということがいったい何を意味しているのか，なかなかわからない．そこで悩むわけですよ．診断がついていないとき，PCR陰性という現象をいったいどう解釈していくかについて逡巡します．実際に患者さんに何かが起きているわけで，真実の答えはどこかにあるはずなのだけれども，我々の業界では患者さんに起きていることを断定できることのほうが少数で，わからないことのほうが多いです．

【國松】突き詰める姿勢自体が本質を求めているということでしょうか．

【岩田】いまでいうと新型コロナウイルスのクラスターとか，緊急事態宣言とか，対策についての正しい答えを皆で一生懸命模索しています．これが正しいに違いないといって飛びつくのですが，本当にそれでよかったのかというと，実はよくわかりません．でも，すぐに飛びついてわかったフリをしてしまう．

【國松】本質を追い求めるということは，そうではなく俯瞰，鳥瞰，引きで見るイメージということですね．

【岩田】そうですね．Microscopic な虫の目でCRPの数値をガン見しすぎるがゆえに，患者全体像が見えなくなってしまう．もう少し引いた位置で見たほうがわかりやすい気がします．

【國松】引いていたほうがよく見える，というのは本当に面白いと思います．僕も臨床医としての自分のスタンスは「ちょっと引き」です．先生が好きなサッカーのたとえでいうと，守備的ミッドフィルダーのような．僕が愛するプレイヤーに元・イタリア代表のピルロという選手がいます．ピルロの「あの」位置がたまらなく好きなんです(笑)．あるいはレアルのグディのようにありたいとも思います．グディに関してそれはプレー位置というか「プレーが完全に美学」で，彼が言うように「横よりも縦に美しいパスを出したい」と願って臨床医をやっているところがあります．先生はどのようなプレイヤーが好みですか．

【岩田】イニエスタです．バイアスがかかりまくっていて，好きというのを超越してしまっていますが(笑)．でも，客観的にイニエスタを見たとしても，彼は思考と感情のバランスが抜群で，フットボーラーの理想像のひとつだと思います．あまり関係がないと思われがちなのですが，診療においても感情はすごく大事なんです．思考力というものは実は一種の感情力で，物ごとを突き詰めて考えるときにはかなりの熱量が必要ですから．

【國松】そうですよね．すごくよくわかります．

【岩田】もうここでいいやと思ったら考えるのを止めてしまいますよね．だから突き詰めようと思ったら，かなりの熱意が必要です．かといって熱意があるだけでもだめで，どこかで冷めていないといけないわけですよ．患者さんにのめり込んでしまう若手のドクターが多いのですが，のめりこんでしまえば本質が見えなくなってしまいます．だから我々の場合は患者を突き放す部分も必要，しょせん人間の一人に過ぎないんだという割り切りも必要です．

ですから，そうやって俯瞰したり，熱量を上げたり下げたりしながら本質に近づいていくというイメージです．熱量が上がりすぎれば見えなくなってしまうし，下がりすぎると今度は無関心になってしまうので，その熱量と感情がうまくかみ合ったときに初めてインプットができる．イニエスタはそのバランスが抜群なんです．

【國松】なるほど．

【岩田】 彼は激高したりするようなことは全くありませんが，かといって別に情熱がないわけではなく，バランス感覚が絶妙だと思います．

【國松】 理想の臨床医像でもありますね．

【岩田】 彼がもし臨床医だったとしても恐らく超一流でしょうね．それこそ本質を突き当てるといいますか……われわれ感染症医には，診断までの道筋や感染経路がときどき見えることがあるんですよ．『もやしもん』とは違って僕らに微生物は見えませんが，このアウトブレイクはここが感染経路なのかな，というのが空間的に見えることがあります．クルーズ船のときもそれが見えました．他の人とは共有できないのですが（笑）．

【國松】 共有はできないでしょうね（笑）．

【岩田】 こういう感染が起きそうだからここをブロックしないと駄目だな，というのは我々にはわかるのですね．僕は自分自身もサッカーをやっているのですが，僕のようなへぼプレイヤーでも年に1回か2回ぐらい，ふっとパスコースが見えたりとか，ここをドリブルしていくとスルスル抜けそうだな，というのが見えるときがあります．ああいうものがコンスタントに見えている人がたぶん一流のプレイヤーなんでしょうね．

医師のなかでは，慶應大の香坂俊先生がそういう特異体質を持っている「変人」です．彼はニューヨークでの研修医時代（セントルークス・ルーズベルト病院），アドミッション・ノートを書きながら退院サマリーを書いていました．患者を入院させた瞬間に退院の道筋まで見えてしまうのです．「こうやって，こうやって，こうなったら退院します」ということを入院初日に書いているわけですよ．それはへボがやるとしくじって，書き直して，余計に仕事が増えてしまうのですが，彼の場合はそうはならず大体そのまま行くわけです．

やはり「見える」というのはすごく大事だと思います．見えるようになるためには訓練が必要だし，洞察力も必要だし，適度な熱量も必要だし，ということでやはりそこが目指すところかなと思います．しかしこれはわからない人には全く伝わりません．

【國松】 その一発で試合を決めるような，本当に美しい，時間が止まったかのようなスルーパス，それこそが僕の考える本質と思って準備していたのですが，いま先生に言われてしまいました（笑）．

先生の言う「経路が見える」というのを僕の領域に置き換えると，いわゆる「一発診断」というものでしょうか．根拠のないところで診断や病態がわかることが1年に何度かあるので，それを増やしていきたいと思いました．

【岩田】 でもきっと，それって実は根拠があるんじゃないでしょうか．

【國松】 そうなのでしょうね．恐らく抽象的な理解を無意識に行っているのではないかと思います．

【岩田】 抽象度が高まってきて，言語化ができないだけだと思います．
【國松】ああ，なるほど．
【岩田】言語化はできないけれども見えているというか．Snapshot diagnosis でも shortcut heuristics でもないけど，この患者さんは〇〇病だなとわかることがありますね．
【國松】それです先生！　それを人に伝えるときにどう説明したらよいかと思っているのですが．
【岩田】多くの人はこれを heuristics やハウツーと勘違いしています．ハウツーではないのですけどね．
【國松】いや，本当にその通りですね．
【岩田】こういうものがあるというものが見えていて，もう概念理解だけだと思うんですよ．
【國松】僕は周りからよく snapshot と言われますが，それは違いますよね．
【岩田】Snapshot というのは標語ですよね．女性をみたら妊娠と思えとか．そうではなく，「この人は〇〇病を持っている」と思えるのはゲシュタルトに近いのではないでしょうか．
【國松】ゲシュタルトよりも抽象度が強いなという理解でした．ゲシュタルトのほうがもうちょっとだけ具体寄りで，ある程度総合的に情報を収集することで浮かんでくるものが多いかなと．
【岩田】なるほど．例えば，壊死性筋膜炎と蜂窩織炎が区別がつかないという研修医がいました．それは何とかスコアとか，CRP がいくつ以上でとか，そういうものでスコアすればわかることですが，そのスコアリングシステムというのが結構ややこしくて，実はあれによって抽象理解が下手になっていくんですよ．
【國松】抽象理解ができなくなっていきますよね．そこで先生にお訊きしたいのは，研修医に抽象理解を教えたいときはどういう手法を使えばよいのでしょうか．
【岩田】先ほど言った壊死性筋膜炎と蜂窩織炎の違い．これは LRINEC スコアリングで考えると違いが体得できないんです．でも，実際に患者さんのところへ行ってみると全然違います．脂汗を流して息も絶え絶えになっている壊死性筋膜炎の患者さんと比べて，糖尿病足感染の患者さんはアンパン食べながら大相撲を観て「白鵬，勝ったか」とか言っていたりする．そういうわかりやすい例をみて，こっちが蜂窩織炎，こっちが壊死性筋膜炎というように理解すればよいことです．これはマンガのようなカリカチュアルなものに似ています．なぜならスコアリングでオバQとドラえもんの区別はできませんよね．「鼻が赤かったら1点」とか（笑）．
【國松】たしかにわかりやすい．
【岩田】これはオバQ，こっちはドラえもんというように実物をみせてあげればわかることなんです．

あとは，後ろについていてあげることですね．例えばグラム染色で肺炎球菌が検出された肺炎の患者さんがいたとして，ペニシリンで治療できるからやってみようというとき，多くの研修医は「いつもはメロペンを使えと他の先生に言われているのですが……」と怖がります．そのようなときに「一緒についていてあげるからやってごらん」と言って，研修医と一緒に追体験してあげます．

【國松】なるほど．僕はそれについて特に心当たりがあります．僕は岩田先生のフェロー教育に非常に関心を持っていて，先生が講演や書籍で述べていることと，フェローに向けた教育とでは，まなざしと行動が全く異なると感じていました．なぜならフェロー教育のほうはすごく厳しい．僕が後期研修医を育てるとき，先生の姿勢に大きく影響を受けました．そうすることで僕が見出したのは，3 年間一緒に行動するということが大事だということでした．僕はこれを「脳を共有する」とよく言うのですが，それが先生がいま仰った「後ろからみていてあげる」ということと一致したように思いました．

【岩田】自分が考えているように考えることが出来るかということが大事ですよね．

【國松】例えば若いフェローに対して「岩田先生だったら何て言うだろう」と考えることから始まって，それがやがて「岩田先生はきっとこう言うに決まっている」となっていく……それがたぶん抽象的なことがわかった瞬間なのかなと．

【岩田】そうですね．僕も研修医のとき，どうすれば指導医に怒鳴られないで済むかということばかり考えていて(笑)．……ただ，僕自身は最近あまり怒鳴らなくなってはきているんですよ．

【國松】えっ，それはなぜなのか聞きたいです．

【岩田】僕が 16 年前に帰国して亀田総合病院に赴任したばかりの頃は，自分と同じ思考プロセスでものを考えられる人，自分の分身，あるいはそれ以上の医師を育てたいと考えて，徹底的に教えこんでいました．エリート教育ですね．

【國松】僕の思う先生の教育観は，そのイメージが強いです．

【岩田】当時，後期研修で感染症のトレーニングを本気で行っていたのは大曲貴夫先生(当時)の静岡がんセンターだけでした．例えば沖縄県立中部病院でも初期研修医を一生懸命教えてはいましたが，感染症のプロを育てるトレーニングは行っていませんでした．だから，感染症を学びたいと言って亀田総合病院にやってくるような人はガチでやりたいという人だけでした．落語家のところに「弟子になりたい」と言ってやって来た芸人志望の子を「この世界は食えないからやめなさい」と追い返して，それでもやりたいというような人を受け入れる，そんなかんじでした．

【國松】(笑)

【岩田】ですから当時はかなり厳しく指導してもついてきてくれました．

その後感染症医のニーズが高まり，感染症で飯が食えるようになり，様々なところで教えられるようにもなり，そして多様化しました．ですから大曲先生のエピゴーネンのような人，僕の分身みたいな人ばかりではない，もっと多様なニーズが求められるようになってきました．

【國松】たしかに多様化しましたね．

【岩田】それまでのように一義的な教え方で同じようなタイプの人を育てるのではなく，その人のキャラに合った形で様々な方向に育ってくれてよいのではないか，と考えるようになりました．ですから，ここ数年でフェローの教え方はかなり変わってきて，ぬるくなったとよく言われます．年をとったとも言われますが（笑），そういうことではなく，こちらではなく向こうに合わせる形で教えるように変わってきたということです．いまは感染症の世界の多様さに対して多様な人が出てくること自体に意味があると思っています．

【國松】卒業生の進路は様々なのでしょうか．

【岩田】はい．セッティングは様々で，例えばがんセンターでがんの患者さんを診るのとプライマリケアをやるのでは全然違いますし．他には予防医学をやったり，トラベル・メディスンをやったり，船医になったり，集中治療をやったり．それも敗血症しか診なかったりとか，本当に多様になっています．最近はリサーチをやりたいという人が増えましたね．それからうちの西村みたいに微生物に特化したり…….

【國松】西村翔先生ですね，知っています．彼は別格ですね（笑）．

【岩田】倉井華子先生のように虫愛づる姫君になっちゃう人もいますし（笑）．僕自身はどこかに特化して沼に嵌ったりしないタイプのジェネラルな感染症医なのですが，様々なタイプの特化した人材が勝手に育ってくれて，自分の生き方は自分で決めてくれればいいよ，というかんじになってきました．それはこの業界がリッチになったことの表れで，それこそ「J-IDEO」のような専門誌が出る時代になっているわけです．

【國松】すごいことですね．

【岩田】すごいですよ．僕が日本に戻ってきたとき，日本の臨床の感染症のプロというのは片手で数えるほどしかいないと言われていました．いまは10本ではとても追いつかないぐらい増えました．ですから早く引退するチャンスがほしい（笑）．

【國松】先生はたまにそれをほのめかしていますよね（笑）．もし引退したら何をしたいですか．

【岩田】何もしたくない．

【國松】なるほど（笑）．

【岩田】家に閉じこもっていたい（笑）．ステイホーム期間中は教授会や会議も全部家からで，この数カ月間はとても快適でした．

【國松】やればできるじゃん，と思いましたよね．僕は難病の患者さんが多いので，難病の医療券の更新のための特定疾患の書類を毎年毎年１人ずつ書いて更新しているのですが，今年はコロナのおかげで自動更新になりました．

【岩田】ああ，そうだったんですか．

【國松】ですから今年は書類仕事が圧倒的に楽でした．今までのあの仕事は一体何だったんだ……と．

【岩田】HIV は今でも残っています．HIV の自立支援医療の更新書類というのがあって，今年も診療しますかという意味のわからない書類がきて，するに決まっているだろう！　と（笑）．

【國松】本当ですよね（笑）．

【岩田】これは一体なんなんだろうと思いますよ（笑）．無意味で無駄なものは悪いことです．この通念が理解されていない．医療現場でも，厚労省でも．

【國松】そういうのはそぎ落としていきたいですね．

【岩田】コロナの届け出が HER-SYS というオンラインのシステムになったのですが，最悪でしたね．オンラインだから楽だと思ったらすごく記述項目が多くて……厚労省にはすごく苦労しないとご褒美をあげないというエートスがあるようで，ものすごく面倒です．

結核も梅毒も FAX をやめればいいのにと思っているのですが，なかなかやめませんね．

「患者さんに共感しなさい」は嘘

【國松】岩永直子さんとの対談をまとめた『新・養生訓 健康本のテイスティング』（丸善出版，2019 年）のなかで，すごく刺さるフレーズがありました．

「『患者さんに共感しなさい』と言いますが，僕は逆だと思う．『簡単に共感してはいけない』とずっと言い続けています」「簡単に共感するのはその人に対する侮辱だと思う」というくだり．よくぞ言語化してくれたと言いますか，僕も同じ意見だったのですごくすっきりしました．

【岩田】入試の面接官をやっていると「患者さんの気持ちに寄り添った医療がしたい」「患者さんの気持ちがわかる医者になりたい」という台詞を必ずと言ってよいほど聞くんですよ．相手は高校生ですから「それは偉いね」と話を合わせはしますが，心の中では「そんなことできるわけないだろ」と思っていて（笑）．

【國松】そうなんですよね．それを前提としてコミュニケーションを取ったり診療したりするのは本当におこがましいです．

【岩田】この間は「俺って人が好きなんですよ」「波長が合えばとても仲よくなれるし」と言う人がいました．

【國松】それはやばいですね．

【岩田】そうなんです．では波長が合わない人とは付き合えないのでしょうか．むしろ，波長が合おうが合うまいが目の前の患者さんにベストな治療をすることこそが大事で，こいつとは絶対に口をきくのも嫌だという人であってもベストの医療が尽くせるというのがプロフェッショナリズムなんです．医師の中にはタバコを吸っている患者さんを貶めるようなことを言う人が多いじゃないですか．タバコのにおいが耐えられないとか，生理的にダメとか．

【國松】いやぁ，いますね．

【岩田】僕はそれに対してすごくムカつきます．だって，患者さんのなかにはゲロやウンコの臭いがする患者さんもたくさんいるんですよ．それでも仕事なんだから好き嫌いなんて関係ないだろう，と思います．

【國松】そこを分けて考えられるかどうかですよね．どんな人でも動揺しないというのがひとつのプロフェッショナリズム，素養だと思います．

【岩田】自分の中で嫌悪感を感じることはもちろんあります．でも自分の経験上，それは失敗の第一歩です．患者さんに対して「こいつはムカつくな」と思うと誤診しやすくなりますし，検査をはしょってしまったり，ミスやトラブルが起きやすくなります．これは注意すべきことのひとつです．

【國松】僕もそうですが，一方でそれをないものにはしないようにしています．「俺はいまこの患者さんが正直ムカついている」ということをまずは認める．

【岩田】認知行動療法みたいなものですね．

【國松】そうですね（笑）．

【岩田】研修医でも学生でもムカつく人はいますが，ムカつくから怒るというのは絶対にだめですね……これを読んでいる人の中には「あのとき怒ってたじゃないか」と言う人もいるかもしれませんが（笑），今までの反省も含めて言っていることであって，やはりそういう時はしくじりました．

【國松】そこのコントロールは何年やっていても課題ですね．

【岩田】面倒くさいと思うのもよくないですね．不定愁訴と思われてあちこち流されていた患者さんが実は宝の山だったりして，この病名だったのかとみつけたときの快感は，語弊があるかもしれませんが楽しくもあります．

【國松】自分のところで見つけられるのは気持ちよいですね．

【岩田】自分の次の医師に見つけられたらすごく悲しいですし．

【國松】本当に悔しいですよね（笑）．

【岩田】むかし北京で診た5歳ぐらいの子どもは右下腹部を痛がっていて，「熱が出ているし，ほかに症状がないし，アッペかな」と小児科の先生に送ったのですが，あとになって「実は川崎病でしたよ」と．しばらくは熱を出している子ども全員が川崎病に見えました（笑）．（本書内のマンガでは尿路結石も見逃してます……）

【國松】（笑）そういう経験を繰り返したほうがよいのでしょうね．

【岩田】まあ，勉強のネタは尽きません．僕は早く隠居したいと思ってはいますが，診療自体に飽きることはないです．患者さんを診るほどにまだまだ学ぶことがあります．

【國松】本当ですね．様々な人がいますから．

【岩田】最近は「私，〇〇症候群という病気みたいなんです」とか言ってスマホを見せてくる患者さんが増えましたね．

【國松】 あります，あります．僕も「ちょっと待ってください」と言ってその場で調べることがあります．

【岩田】 初耳の病名なので調べてみると，提唱はされているものの続報のない，実在するかどうか怪しいものだったりする．この間は眼科から「緑内障の患者さんが冷え性なのでFlammer syndromeなのではないか」と漢方内科に紹介されてきました．

【國松】 知らない病気ですね…….

【岩田】 フラマーさんが提唱した正常眼圧緑内障に伴う全身の血流不全や冷えなど様々な症状を伴う状態，と書いてあって，原因は不明だそうです．

【國松】 そういう人は結構いそうですが．

【岩田】 本当に実在するんだろうか，緑内障の患者が単に冷え性なだけなのではないか……と悩みました（笑）．

【國松】 言った者勝ちですね(笑)．しかし，本当にいろいろな人がいるから診療は面白いですよ．

【岩田】 悩みも尽きませんが（笑）．

國松淳和（くにまつ じゅんわ）

医療法人社団永生会南多摩病院 総合内科・膠原病内科 部長

2003年 日本医科大学卒業，同付属病院 第二内科（初期研修）
2005年 国立国際医療研究センター 膠原病科
2008年 国立国際医療研究センター国府台病院 内科/リウマチ科
2011年 国立国際医療研究センター 総合診療科
2018年 医療法人社団永生会南多摩病院 総合内科・膠原病内科 医長
2020年 現職

日本内科学会総合内科専門医，日本リウマチ学会リウマチ専門医，米国内科学会正会員

著者略歴

神戸大学大学院医学研究科教授．1971年島根県生まれ．島根医科大学卒業．沖縄県立中部病院，セントルークス・ルーズベルト病院，ベスイスラエル・メディカルセンター，北京インターナショナルSOSクリニック，亀田総合病院を経て現職．数年前から大人のサッカー教室に通い，「おっさんになったら，ただただ指導される立場に立つべく，なにか習ったほうがよい」というアドバイスの意義深さを痛感中．

本質の感染症（ほんしつのかんせんしょう） ©

発　行　2021年6月1日　1版1刷

著　者　岩田健太郎（いわたけんたろう）

発行者　株式会社　中外医学社
代表取締役　青木　滋
〒162-0805　東京都新宿区矢来町62
電　話　(03) 3268-2701（代）
振替口座　00190-1-98814番

印刷・製本／三報社印刷㈱　〈HI・YS〉
ISBN978-4-498-02138-9　Printed in Japan